DE

LA FIÈVRE

DE CONVALESCENCE

PAR

Fortuné MAZEL
Docteur en médecine de la Faculté de Paris,
Ancien interne des hôpitaux de Toulouse et du lazaret de Lalande,
Médaille d'argent (1885).

PARIS
A. PARENT, IMPRIMEUR DE LA FACULTÉ DE MÉDECINE
A. DAVY, successeur
52, RUE MADAME ET RUE MONSIEUR-LE-PRINCE, 14

1885

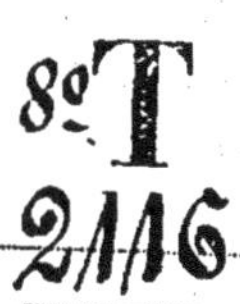

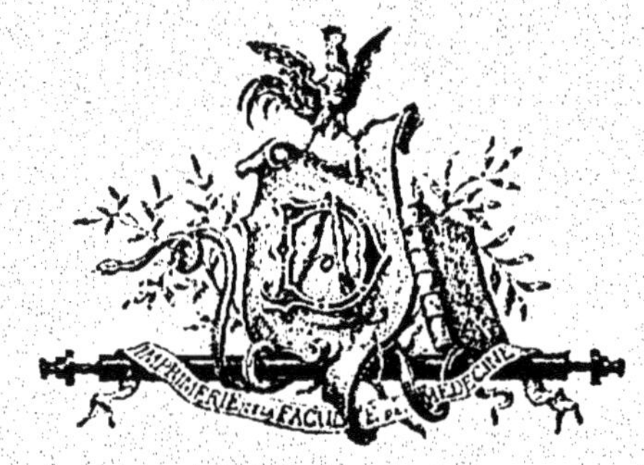

DE

LA FIÈVRE

DE CONVALESCENCE

PAR

Fortuné MAZEL
Docteur en médecine de la Faculté de Paris,
Ancien interne des hôpitaux de Toulouse et du lazaret de Lalande,
Médaille d'argent (1885).

PARIS
A. PARENT, IMPRIMEUR DE LA FACULTÉ DE MÉDECINE
A. DAVY, successeur
52, RUE MADAME ET RUE MONSIEUR-LE-PRINCE, 14

1885

A MON PÈRE LE DOCTEUR MAZEL
Ancien président de la Société de médecine,
Membre de l'Académie du Gard.

A MA MÈRE

A MA GRAND'MÈRE

A MON FRÈRE

A TOUS MES PARENTS

A MES COLLÈGUES D'INTERNAT

A TOUS MES AMIS

A MON PRÉSIDENT DE THÈSE

M. LE PROFESSEUR DAMASCHINO

Professeur de pathologie interne à la Faculté de médecine,
Médecin de l'Hôpital Laennec.
Chevalier de la Légion d'honneur.

A MES EXCELLENTS MAITRES :

M. LE DOCTEUR ANDRÉ

Chevalier de la Légion d'honneur,
Médecin des hôpitaux de Toulouse,
Professeur suppléant.

M. LE DOCTEUR SAINT-ANGE

Ancien interne des hôpitaux de Paris,
Médecin des hôpitaux de Toulouse,
Professeur suppléant.

A TOUS MES MAITRES DANS LES HOPITAUX

A MES AMIS

A. CHAUBART ET Dr L. CABANES

DE

LA FIÈVRE DE CONVALESCENCE

Pendant mon internat à Toulouse, dans le service de notre excellent maître, M. le Dr André, un heureux hasard offrit à notre observation plusieurs faits de fièvre de convalescence. On sait que M. Bernheim a désigné sous ce nom une hyperthermie durable, consécutive à l'évolution de certaines maladies, sans trouble appréciable et sans influence fâcheuse sur le retour à la santé. Les observations personnelles, que je cite plus loin, ont été, sur le conseil de mes maîtres, l'origine de mon travail inaugural.

Le sujet était plus vaste qu'il ne le paraissait tout d'abord. Il eut fallu, pour l'étudier à fond, une compétence et une autorité bien au-dessus de la mienne. On nous reprochera de n'avoir pas tiré des faits tout ce qu'ils pouvaient donner, surtout sous le rapport du dosage de l'urée, des matières extractives, de l'acide carbonique, etc. Ces recherches délicates auraient nécessité des aides qui nous faisaient défaut : et, en outre, au moment où les malades étaient dans nos salles, j'avais, d'après le conseil de mon maître, réuni sur la chlorose des observations et des études qu'un malheureux accident a détruites.

Je ne me dissimule pas les imperfections de mon travail. Dans le chapitre de « Pathogénie », je me suis trop laissé aller à des interprétations et à des hypothèses, pour lesquelles je ne puis demander qu'une grande indulgence. C'est sous son point de vue clinique et pratique que j'ai voulu surtout envisager la fièvre de convalescence.

Les leçons et les conseils de mes bons maîtres, MM. les Drs André et Saint-Ange m'ont encouragé dans mes études ; un petit mémoire de M. Saint-Ange, résumant l'état actuel de la question, a été le guide de mon travail. Je dois à mes deux excellents maîtres un large tribut de reconnaissance pour les conseils qu'ils n'ont cessé de me prodiguer et l'affectueuse amitié dont ils m'ont honoré.

Je remercie mes amis les Drs Bosc et Basset qui m'ont éclairé de leurs connaissances spéciales et de leurs observations.

J'ai eu aussi recours à mon père, dont la haute expérience et le savoir toujours vigilant m'ont été d'un grand secours.

Que M. le professeur Landouzy reçoive le témoignage de ma reconnaissance : je dois à ses conseils de ne m'être pas découragé dans mon entreprise.

Que M. le professeur Damaschino, qui a bien voulu accepter la présidence de cette thèse, reçoive l'expression de ma plus vive gratitude.

HISTORIQUE

M. le Dr Bernheim de Nancy, dans la *Revue médicale de l'Est*, 1874, a décrit, le premier en France, la fièvre de convalescence dans la dothiénenterie. Sous ce nom, adopté aujourd'hui par les auteurs, peu nombreux d'ailleurs, qui se sont occupés de cette fièvre, M. Bernheim désignait des recrudescences fébriles « dans lesquelles la fièvre ne s'expliquait par aucun procès morbide. » Dans ses cliniques, publiées en 1876, le professeur de Nancy apporte seize observations destinées à établir et à défendre sa doctrine de la fièvre de convalescence.

Un an avant le premier travail de M. le Dr Bernheim, Fleischl avait fait connaître, dans sa thèse inaugurale en 1873, les idées de son maître, le professeur Biermer de Zurich, sur la fièvre consécutive (nachfieber) dans le typhus abdominal. Quatre observations et vingt-quatre courbes de température appuient les conclusions du docteur suisse : « Par fièvre consécutive, nous ne dési-
« gnons pas ces symptômes fébriles éphémères qui s'ob-
« servent si souvent pendant la convalescence, sous l'in-
« fluence de conditions extérieures ; nous voulons parler
« d'une fièvre qui dure quelques jours, dont on ne peut
« chercher la cause dans des circonstances extérieures, qui

« a, par conséquent, une cause interne, mais qui ne peut « être rapportée à une nouvelle éruption de typhus ou à « quelque complication nettement établie. » Trad. de Neubauer (in. th. de Nancy.)

Au-delà de cette date, on ne trouve rien de précis sur la question. Vanderlich lui-même, le père de la thermométrie médicale, n'a point remarqué ces accès fébriles de la convalescence, bien qu'il s'occupe à deux reprises, dans son livre, de cette période de la dothiénentérie. « Presque toujours, écrit-il à la page 276 (trad. franç.), la « température de la convalescence est mobile, incons- « tante et fragile. Les causes les plus légères, qui seraient « insignifiantes dans l'état de santé, peuvent produire « dans la convalescence des élévations thermométriques « assez étendues. Ces élévations, à moins qu'elles n'aient « une portée spéciale, sont, en général, éphémères. Si la « convalescence est régulière, elles disparaissent au bout « de peu de jours... Toutes les fois qu'une élévation con- « tinue, bien que peu considérable, se maintient avec per- « sistance, ou lorsque les élévations plus fortes se pré- « sentent fréquemment, on peut positivement admettre « que la guérison n'est qu'incomplète ou qu'il va se dé- « velopper une maladie nouvelle, une maladie consécu- « tive ou une récidive. »

Et plus loin, p. 323 : « La pleine et entière convales- « cence, dans la fièvre typhoïde, n'est admissible que « quand la température présente le soir une apyrexie « complète. La période de convalescence est fréquem- « ment troublée. Dans *beaucoup* de fièvres typhoïdes, « plus souvent dans les cas graves que légers, il se pré-

« sente pendant la convalescence, sans motifs appréciables et *durant 1 à 3 jours* de nouveaux accès fébriles. En « elles-mêmes, ces rechutes n'offrent pas de dangers sé« rieux, mais retardent la convalescence. La température « est le seul signe qui les fasse reconnaître et aussi indique « avec exactitude leur disparition ». Il ne nous semble pas que ces dernières lignes se rapportent à des cas semblables à ceux qui ont attiré l'attention de MM. Biermer et Bernheim : leur rareté relative et la durée de la fièvre les distinguent suffisamment.

Nous donnons plus loin une observation accompagnée d'une courbe thermométrique empruntée à Lorain et qui nous paraît entrer parfaitement dans le cadre de notre sujet. Le professeur de Paris attribue aux suppurations si fréquentes dans le décours de la fièvre typhoïde ces accès fébriles dont la persistance et l'étrangeté ont attiré son attention. Voici ses propres expressions : « Quel que soit le mode suivant lequel s'effectue une de « ces suppurations variées qui signalent souvent la fin « de la fièvre typhoïde, les tracés de température accu« sent la suppuration, et non la localisation, par un « même graphique : larges oscillations baissant de ni« veau quand le pus s'est fait jour, *mais persistant sou« vent au-delà du temps même de la suppuration.* »

Quoi qu'il en soit de l'explication qui nous paraît déduite d'une simple coïncidence, l'observation du fait n'en est pas moins précise, et Lorain n'a nullement songé à y voir une rechute de la maladie, ce qu'il étudie quelques lignes plus bas sous le nom de fièvres typhoïdes doublées. (Études cliniques.)

Grisolles, Murchison, Griesinger ont insisté sur la longueur de la convalescence, sur la fréquence des troubles nerveux, sur la cachexie dans la fièvre typhoïde. Mais aucun d'eux ne paraît avoir distingué la fièvre de convalescence.

Les travaux de Bernheim n'ont pas suffi à accréditer auprès de tous les auteurs la fièvre de convalescence.

M. G. Homolle publiait en 1877, dans la *Revue de Hayem*, une étude sur la fièvre typhoïde et se trouvait amené à discuter les idées du professeur de Nancy. Il reconnaissait sans peine que les tracés thermométriques de M. Bernheim étaient bien différents de la courbe qui caractérise les rechutes, différence plus sensible encore dans l'évolution clinique que dans l'évolution de la température; mais il ajoutait : « Ce qu'on peut contester dans « les observations de M. Bernheim, c'est l'expression de « *convalescence* appliquée à un état dans lequel la fièvre « tient une place importante. Bien que l'appétit renaisse, « que le ventre redevienne souple, la langue humide et « les selles moulées, la persistance de la fièvre doit faire « supposer soit une recrudescence, soit une complication « méconnue. »

Cette même année, M. M. Raynaud, dans la *Gazette Hebdomadaire*, et MM. Azambre et Guyard, dans leur thèse inaugurale, s'occupaient des rechutes de la fièvre typhoïde. La fièvre de convalescence n'attira pas leur attention. M. le Dr Guyard a bien soin de distinguer les rechutes de « ces ascensions thermométriques passagères « de la convalescence, survenant sous l'influence des « causes les plus légères, inhérentes même à l'état parti-

« culier dans lequel se trouve l'organisme à l'issue de « toute maladie. » Il se limite strictement à son sujet.

M. le Dr Azambre nous paraît être sorti du sien en décrivant comme rechutes de la fièvre typhoïde, « des « fièvres insidieusement apparues après la défervescence, « sans autre symptôme objectif ou subjectif ». Ces faits nous semblent se relier étroitement à ceux qu'a publiés M. Bernheim.

C'est aussi l'avis de M. Neubauer qui, en 1878, a présenté à Nancy une thèse sur la fièvre de convalescence. Il ajoute des faits personnels aux observations de Fleisch et de M. Bernheim, son maître, dont il défend les idées et maintient les conclusions.

En dehors de ces travaux déjà mentionnés et de quelques-uns qu'il nous reste encore à signaler nous n'avons pu glaner que bien peu de chose dans la foule des auteurs qui se sont occupés de la fièvre typhoïde et de la convalescence. En vain avons-nous lu la thèse de M. Rathery sur les accidents de la convalescence (1875), les articles des Dictionnaires, de MM. Brochin, Hirtz, Lereboullet, Homolle sur la convalescence, la Fièvre et la Dothiénentérie, et les œuvres inaugurales où nous pensions recueillir quelque document. Les traités classiques de M. le professeur Jaccoud, de MM. Laveran et Teissier et le récent ouvrage de M. G. de Mussy sur la fièvre typhoïde sont également muets sur la question de la fièvre de convalescence. Seul, M. Dieulafoy écrit dans la 2e édition de son Manuel qu'on doit distinguer de la fièvre de chair, des rechutes et des complications — la fièvre essentielle de la convalescence — décrite par M. Bernheim.

En 1882 parait la thèse d'agrégation de M. Hutinel sur la convalescence et les rechutes de la fièvre typhoïde. L'auteur cite la fièvre de convalescence de M. Bernheim sans insister et sans s'expliquer sur sa nature (1). Il incline cependant vers l'opinion de G. Homolle, mais il est moins affirmatif : « Il n'y a pas de complication appré« ciable ; mais rien ne prouve qu'il n'y ait pas quelque « désordre latent. » C'est une fin de non recevoir. — Et c'est, en effet, comme rechutes bénignes que M. le Dr Hutinel considère ces accès fébriles à grandes oscillations irrégulières qui suspendent la convalescence, mais où les symptômes typhoïdes sont à leur minimum d'intensité, à tel point que, par une dissociation particulière, l'hyperthermie existe souvent seule, sans signes de rechute ni de complication.

M. le Dr Meunier (Th. Paris, 1882) déclare que la rechute a une forme identique à la première manifestation morbide, qu'elle présente un cycle thermométrique analogue et des phénomènes cliniques comparables à ceux de la première atteinte. La rechute est rarement grave ; elle est, en général, atténuée ou abortive. Mais pour si bénigne qu'elle puisse être, elle n'est pas la fièvre de convalescence qui évolue sans retour du processus typhique.

Signalons enfin une note récente de notre maître M. le Dr Saint-Ange, sur laquelle nous aurons à revenir. M. Saint-Ange a remarqué, comme M. Neubauer, dans la Pathologie du professeur Jaccoud, une courbe (n° 72,

(1) Voir plus loin, p. 66.

t. II), de fièvre typhoïde dans laquelle on voit, après trois jours de défervescence la température dépasser chaque soir 38°. M. Jaccoud ajoute dans une note que « ce n'est que dans les cas graves et de longue durée qu'il « a observé, après le collapsus initial de la convales- « cence, une période d'oscillations thermiques ramenant « les chiffres fébriles en l'absence de toute cause patho- « logique appréciable. »

Nombre d'auteurs ont donc été frappés de cette contradiction brutale entre l'existence d'une hyperthermie intense et l'absence de tout symptôme tant objectif que subjectif. Aussi peut-on s'étonner que la fièvre de convalescence n'ait pas encore pleinement conquis droit de cité : et cependant, ajoute M. Saint-Ange, peu de phénomènes sont d'une observation plus simple et d'un contrôle plus facile.

M. le Dr Redard a observé aussi l'hyperthermie essentielle de la convalescence : son Traité de thermométrie en fait foi. Le cadre de son ouvrage ne lui permettait pas malheureusement de consacrer plus de quelques lignes à ce sujet.

La bibliographie de la fièvre de convalescence dans la dothiénenthérie est, comme on le voit, des plus restreintes. Il s'agit d'ailleurs d'un phénomène d'une rareté relative, du moins dans sa manifestation la plus formelle. Et si l'on observe fréquemment des élévations thermiques passagères et peu accentuées dans la convalescence de la fièvre typhoïde, sans s'en préoccuper autrement que pour prescrire un peu de quinine ou de digitale, on ne se trouve pas souvent en présence de ces hyperthermies, habituellement vespérales, revenant obstinément, en dehors de toute cause saisissable, avec une régularité malarienne et une persistance que ne peuvent vaincre bien souvent les agents de la série antipyrétique. Et comme ces hyperthermies sont essentielles, (nous voulons dire qu'elles ne s'accompagnent d'aucun signe clinique appréciable) et que le plus souvent elles n'apparaissent qu'après un temps d'apyrexie et le soir, sans incommoder en rien le malade, la courbe thermométrique est allée déjà rejoindre la collection des courbes banales de la dothiénentérie. Dans les cas où l'hyperthermie se manifeste avant la défervescence complète, où elle n'a pu échapper à l'observation, ces cas exceptionnels sont noyés dans la foule des rechutes et des complications : ils passent au milieu d'elles avec un certain caractère d'étrangeté capable de fixer un moment l'attention ; mais le souvenir s'en est certainement perdu avant qu'un fait semblable soit venu frapper l'esprit de l'observateur.

C'est dans l'histoire de la dothiénentérie que nous rencontrons les exemples les plus nets de fièvre de convalescence : cela n'a rien de surprenant dans une affection où l'hyperthermie joue un rôle prépondérant par sa durée et son élévation. On peut se demander si cette fièvre est spéciale à la dothiénentérie. Ce n'est pas probable, bien qu'il existe encore peu de documents sur la question.

Pour M. le Dr Saint-Ange, il n'est pas téméraire de penser que l'observation attentive révélera l'existence de cette fièvre à la suite de maladies autres que la dothiénentérie. Mon maître, M. le Dr André, est de cet avis qui est partagé par M. Neubauer et le professeur Bernheim.

M. le professeur Lépine, dans l'article Pneumonie, écirt : « Les jours qui suivent la défervescence, on peut « observer de petites élévations de température surve- « nant sous des influences variées. » Et après avoir cité une observation anglaise où l'on vit, après la défervescence, une élévation de température qui fut attribuée à la résorption des produits inflammatoires, il ajoute : « J'ignore si Ringer accepte la responsabilité de cette « assertion, vu l'extrême rareté de cette fièvre à laquelle « je ne connais point d'analogue, si ce n'est la fièvre post- « typhique sur laquelle a beaucoup insisté le professeur « Bernheim. »

Nous en rapporterons nous-même une observation.

M. le professeur Jaccoud, dans le chapitre Variole de son Traité de pathologie, parle d'un mouvement fébrile survenant pendant la convalescence, désigné par Léo sous le nom de fièvre tertiaire et attribué à l'irritation produite sur le derme par les croûtes des pustules desséchées.

Il existerait aussi dans la convalescence du typhus fever une fièvre secondaire « qui ne serait liée à aucune « inflammation viscérale, à aucune lésion organique « saisissable. »

Nous ne sommes pas autorisé à identifier ces états avec la fièvre de convalescence, mais le rapprochement n'est pas moins digne d'intérêt.

M. le Dr Saint-Ange a vu « la convalescence de quel-

« ques maladies traversée par de véritables accès, chez « des sujets indemnes de toute atteinte de l'impaludisme, « et cette complication a présenté parfois une singulière « tenacité. N'existerait-il pas une corrélation entre ces « manifestations fébriles et la vraie fièvre de con- « valescence? »

Nous pouvons aussi nous poser cette question, sans avoir la prétention de la résoudre.

Mon père me dit encore avoir observé dans la variole, la rougeole et la scarlatine des faits de fièvre secondaire absolument analogue à la fièvre de convalescence post-typhique.

Nous citons enfin une observation de fièvre de convalescence post-pneumonique, empruntée à Lorain.

De tous ces faits, encore peu nombreux, il ressort que la fièvre de convalescence n'est pas l'apanage exclusif de la dothiénentérie.

OBSERVATIONS.

Observation I (personnelle).

Typhus ambulatorius. Fièvre de convalescence. Courbe n° 1.

X..., couvreur, âgé de 23 ans, n'accuse comme antécédents qu'une pneumonie à 23 ans, et quelque temps après une ophtalmie granuleuse dont il porte quelques traces. Il se présente à la consultation et demande à entrer à l'hôpital. Il présente l'aspect typhique et est malade depuis six semaines. A la céphalalgie, aux malaises, aux coliques du début est venue se joindre la diarrhée qui dure depuis trois semaines. Insomnie et rêvasseries, nausées ; pas d'épistaxis.

La maladie évolue normalement. La défervescence est assez régulière ; on ne peut signaler que des vomissements assez fréquents qui tiennent sans doute à l'état gastrique déterminé par les aliments dont le sujet ne s'est point privé depuis le début de sa maladie. Aux vomissements succèdent du délire nocturne et de la bronchite : la toux fatigue le malade. Cependant le 6 mai, sixième jour de son entrée à l'hôpital, l'état s'est franchement amélioré. Trois jours après l'alimentation est permise ; pas d'accidents. Rien ne vient interrompre la convalescence et cependant la fièvre persiste chaque soir, la température du matin restant normale. Apyrexie complète le 10 mai et sortie du malade dix jours après.

OBSERVATION II. Courbe n° 2.

(Empruntée à Lorain).

Fièvre typhoïde grave. Pneumonie lobulaire. Parotidite. Abcès de l'oreille. Guérison.

D. M..., âgée de 20 ans, entrée le 14 février 1870. Le début de la maladie remonte à sept jours : céphalalgie, faiblesse, épis axis fréquentes et abondantes, respiration brève, ventre légèrement ballonné, douloureux à la pression.

Le 16. Les taches rosées font leur apparition.

Le 19. Etat asphyxique ; sueurs abondantes ; crachats sanguinolents, la malade est assoupie ; on trouve plusieurs points de pneumonie lobulaire.

Le 20. Dyspnée, râles humides nombreux, langue sèche.

Le 21. Langue très sèche. Etat thoracique très marqué ; peau visqueuse.

Le 22. Parotidite du côté droit.

Le 23. Amélioration de l'état général. Cette amélioration persiste jusqu'au 26 ; ce jour-là l'oppression reparaît, la parotidite augmente : soubresauts des tendons.

Le 27. La peau rougit près du lobule de l'oreille, incision, écoulement de pus.

Le 3 mars, l'abcès s'ouvre par le conduit auditif. Dès lors, la malade va bien, mange, se lève vers le 10 et sort le 18 mars. *Or pendant ce temps, du 4 au 18 mars, le thermomètre s'élève constamment le soir à 40°.*

Nous l'avons dit, Lorain estime que ces larges oscillations accusent la suppuration. Il ne nous dit pas s'il a lutté contre l'hyperthermie : dans tous les cas, la malade a continué à se lever et à manger malgré les protestations du thermomètre. Il faut croire que l'examen clinique du sujet contredisait singulièrement les données de l'instrument, puisque la jeune fille sort guérie le 18 mars, alors que la veille au soir elle avait encore une température de 40°. Le termomètre avait d'ailleurs, depuis trente et un jours, bien rarement dérogé à cette exacerbation vespérale. Il y a un tel contraste entre la parotidite, la durée et l'intensité de l'hyperthermie que nous pensons que Lorain a pris pour un rapport de causalité ce qui n'était qu'une coïncidence fortuite, et nous ne pouvons voir là qu'une magnifique observation de fièvre de convalescence. Nous accusons la dothiénentérie et non une complication innocente.

Observation III.

(Empruntée à M. le Dr Saint-Ange).

Fièvre typhoïde ataxique. Convalescence. Fièvre de convalescence. Guérison.

Nous les citerons textuellement : «... Parmi ces malades, un « jeune homme d'une trentaine d'années, arrivé à la fin d'une fiè- « vre typhoïde ataxique, entrait précisément en convalescence. « Depuis deux ou trois jours déjà, un changement favorable « s'opérait dans son état. La diarrhée avait cessé, le ventre « était redevenu plat et souple, la langue était fraiche, d'une « couleur rosée et dépouillée de son enduit. Le pouls se montrait « moins fréquent, le visage plus reposé, l'œil plus vif, le som- « meil plus calme. La peau ne donnait plus à la main cette sen- « sation pénible de chaleur que nous connaissons si bien ; enfin « l'appétit revenait et le malade commençait à réclamer avec une « conviction chaque jour plus grande une alimentation moins res- « treinte. Le thermomètre cependant nous défendait encore de « céder à son désir : chaque soir nous constations une température « qui oscillait entre 39°, 39°,5, voire même parfois 40° pour « redescendre le matin à 38°. Notre étonnement était grand de « trouver un pareil désaccord entre l'état apparent du malade « et les indications thermométriques. Nous vérifiâmes notre ins- « trument, il était en parfait état et fonctionnait très régulière- « ment. Que devions-nous faire en pareille occurrence ? Mainte- « nir la sévérité de nos prescriptions ou déroger à notre principe « et accorder au malade le régime des convalescents ? Notre hé- « sitation ne pouvait se prolonger ; car le sujet dont les forces « augmentaient, eut sans doute tranché la question par un dé- « part précipité : nous adoptâmes le second parti. Nous n'eûmes « pas à le regretter : chaque jour marqua dès lors un nouveau « progrès ; les fonctions digestives s'accomplissaient à merveille « le malade commençait à se lever et à faire quelques pas, et ce-

« pendant le thermomètre contredisait toujours la simple observation clinique, et la température du soir se maintenait à un degré élevé chez ce « malade malgré lui », chez lequel on trouvait toujours la peau fraîche, la langue humide et rosée, le pouls calme, les urines limpides et abondantes, l'appétit sans défaillance.

« Quinze jours se passèrent ainsi : nous quittâmes alors le service. Le médecin qui nous succédait, inquiet de cette fièvre paradoxale qui lui fut signalée et qui persistait encore, tenta de ramener notre malade à la diète. Il dut bientôt y renoncer, et quelques jours après, la température, qu'aucun médicament n'avait pu modifier, revint à la normale. »

Observation IV.

(Dr Saint-Ange).

« Au mois de septembre de l'année suivante, je fus appelé à donner mes soins à une jeune fille de 20 ans, atteinte d'une fièvre typhoïde d'une gravité moyenne qui ne présenta d'autre particularité qu'une assez longue durée et un délire persistant qui me parut plutôt se rattacher à l'état névropathique de la malade que caractériser une forme ataxique. La convalescence fut, chez elle, assez rapide et ne fut traversée par aucun de ces accidents qui l'entravent et la prolongent si souvent. Mais nous pûmes, pendant trois semaines, retrouver chez elle le singulier phénomène qui, chez notre premier malade, nous avait si vivement frappé. Nous avions depuis longtemps jugé inutile de faire à notre malade une visite du soir, que le thermomètre dont nous vérifiâmes plusieurs fois les indications, marquait encore, le soir, des températures de 39°,5 et 40° alors que le matin, la température restait normale. J'insiste encore sur ce point que ni la fréquence du pouls, ni l'état de la langue, ni les caractères des urines n'eussent permis de soupçonner un trouble quelconque de l'organisme, si l'exploration répétée de la

« température ne l'eût révélé. Ce second fait, qui a eu pour témoin « assidu un interne en médecine, ne me causa pas la même sur- « prise. J'étais prévenu : je ne m'abstins pas absolument de tout « moyen médicamenteux et, en particulier, du sulfate de quinine « mais je jugeai qu'il était inutile d'imposer à la malade une « diète qui ne pouvait que prolonger la convalescence : bientôt « en effet, tout rentra dans l'ordre et la guérison fut parfaite. »

Observation V.

Observation XI de la thèse de Neubauer.

M. K..., entré le 7 janvier 1877, au huitième jour d'une fièvre typhoïde grave traversée d'hémorrhagies intestinales et de congestion pulmonaire. Au vingt-neuvième jour, les selles moulées apparaissent, la convalescence se dessine et le lendemain on commence à alimenter le malade et l'on donne de la viande hachée. Malgré l'excellent état général, la fièvre persiste ; nulle le matin, elle atteint le soir 39° et 40° degrés et conserve jusqu'au 8 février, le quarantième jour de la maladie, cette exacerbation vespérale. Aucun symptôme : la fièvre existe seule ; elle est si peu accompagnée qu'on ne la soupçonnerait pas.

Observation VI.

M. Bernheim résume en quelques mots l'observation de Marie Boulanger, la huitième de son chapitre sur la fièvre de convalescence. Cette jeune femme entre en convalescence le vingtième jour de sa maladie, se lève, mange et n'a d'autre accident qu'un abcès au coccyx, d'ailleurs insignifiant. Malgré l'excellent état général, pendant vingt soirs encore, le thermomètre s'obstine à dépasser 38° et atteindre souvent 39°.

Ce n'est pas indifféremment que nous avons rapproché les observations qui précèdent. Les analogies qu'elles nous ont paru présenter ont commandé leur groupement. On remarquera, en effet, que la convalescence ne s'est pas accompagnée d'une défervescence complète, qu'il n'y a pas eu d'apyrexie entre le tracé typhique et la fièvre de convalescence. De plus, cette fièvre a présenté cette particularité, que l'hyperthermie vespérale a succédé régulièrement à l'apyrexie matinale. En un mot, nous sommes en présence d'une fièvre à type prolongé et à grandes oscillations.

Nous allons présenter maintenant quelques observations où la fièvre de convalescence, tout en prolongeant la dothiénentérie sans apyrexie intercalaire, a présenté le type rémittent, a atteint soir et matin les degrés fébriles.

Observation VII et VIII.

Midot (Marguerite), 54 ans (observation XIV de Bernheim, courbe n° 3, planche IV, p. 326), entre le 1er février 1875, au 15e jour d'une fièvre typhoïde. Le 25e jour, les symptômes ont disparu ; la langue est humide, les selles moulées et le ventre indolore ; l'appétit est satisfaisant. Malgré l'excellent état général, la fièvre reste le matin à 38° et le soir à 38°,5 et 39°. Le 37e jour, 1 gr. 80 de quinine abattent la fièvre qui se relève le lendemain et persiste jusqu'au 43e jour entre 37°,5 et 38°,5. Une dose de quinine ne l'empêche pas d'atteindre 39°,7 les 44e et 45e jours. La digitale amène une apyrexie de seize jours. Le 66e jour, le thermomètre s'élève encore, atteint 40°,6 puis s'abaisse par oscillations assez larges qui durent jusqu'au 82e jour. La fièvre a, dans ce cas, persisté *cinquante-sept jours* après la convalescence établie.

W. (Charles) (obs. VII de Bernheim) a présenté aussi quatreize jours de fièvre de convalescence bien que l'état fut des plus satisfaisants et que rien n'ait pu donner la cause de l'hyperthermie.

Observation IX et X.

Neubauer (obs. V) donne l'observation de la petite Ler. Molina, âgée de neuf ans, chez laquelle la fièvre persista pendant treize jours, après la convalescence établie : l'enfant se levait et mangeait de très bon appétit.

Cossin (François), (Neubauer obs. X), 31 ans, entre le 22 mai, au 23e jour de maladie : le 26e jour la convalescence est franchement établie et cependant la fièvre survit « absolument sans symptômes. » Jusqu'au 31e jour, elle atteint 38°.8 le matin et 40° le soir. La quinine donne une apyrexie passagère à laquelle succèdent des élévations vespérales du 35e au 41e jour. Elles cèdent enfin à la quinine et à la digitale.

Les observations qui vont suivre se différencient des précédentes par une période apyrétique d'une durée variable, qui sépare nettement le tracé graphique de la dothiénentérie de celui de la fièvre de convalescence. En raison de cette particularité, cette fièvre présente un type que nous pourrons désigner sous le nom de réversif ou récidivant.

Observation XI.

Hetzel (Pierre), (obs. III de Neubauer), 22 ans, jardinier, entre au 7e jour de sa fièvre typhoïde, le 26 janvier 1877, avec des températures de 40° à 40°,6. A partir du 10e jour, la langue est humide, le ventre souple et les selles moulées, la défervescence est complète le 21e jour. *Un seul jour d'apyrexie.* Puis, la température du matin restant normale, le soir le thermomètre s'élève à 38°,5 pendant quatre jours. Nouvelle période apyrétique de quatre jours suivie d'une recrudescence fébrile qui n'empêche pas le malade de sortir de l'hôpital.

Observation XII.

Auguste (Michel) (obs. IV de Neubauer), 20 ans, entre le 12 mars 1877, au 9e jour de sa fièvre typhoïde. La défervescence, commencée le 16e jour, s'est terminée le 30e jour. Apyrexie jusqu'au 25e jour. Puis, série de recrudescences vespérales à 39°,6, 40°, 39°,6, 38°,6. Sort le 32e jour.

Observation XIII (personnelle).

Fièvre typhoïde bénigne. Sueurs abondantes pendant la défervescence. Guérison. Fièvre de convalescence. Bons effets du bromure. Avril, mai 1884. Courbe n° 3.

Esp..., 19 ans, commis épicier. Arrivé à Toulouse depuis quinze jours, et presque aussitôt pris d'une céphalalgie qui dure encore. Pas d'antécédents à noter.

Le 21. Le malade entre à l'hôpital. Ni diarrhée, ni épistaxis. Céphalalgie, insomnie, fièvre intense depuis la veille, stupeur : douleur et gargouillement dans la fosse iliaque droite. Le traitement consiste en sulfate de quinine et lavements de camomille camphrés, café, cognac, vin et bouillons.

L'état se maintient le même les jours suivants.

Le 27 au matin. Chute thermométrique de 2°,3 sans cause appréciable. Le pouls est faible et lent à 70°. Les taches rosées sont assez nombreuses. On donne du sirop de digitale et de l'extrait de quinquina. Les jours suivants, malgré l'intensité de la fièvre, l'état ne s'aggrave pas. Stupeur sans délire, quelques fuliginosités, diarrhée légère.

A partir du 30 avril, la fièvre baisse lentement et l'état s'améliore. Il est à remarquer que du 4 au 10, le malade a chaque matin des sueurs profuses accompagnées d'une éruption confluente de sudamina. La digitale a été supprimée. Quinine, vin, cognac, etc.

A partir du 10, le malade demande à manger et à se lever.

Le 13 mai, il prend : œuf, confiture, jus de viande, potage, vin et café. Le régime s'accroît les jours suivants en œufs, biscuits et lait. La convalescence est parfaite ; le malade reste levé une bonne partie de la journée sans manifester ni fatigue, ni malaise. Il mange ce qu'on lui donne sans la moindre peine et réclame sans cesse une augmentation. Hormis un seul jour d'apyprexie, la température n'a pas cessé de s'élever chaque soir et elle atteint le 15, 40° où elle se cantonne en dépit de restrictions apportées à l'alimentation, de la quinine, de la digitale et de l'aconit. M. le Dr André, se basant sur l'absence de tout symptôme typhique, de tout signe pouvant être rapporté à une complication, de trouble quelconque de la convalescence, sur la conservation de l'appétit et l'amélioration constante de l'état général, rend le sujet à l'alimentation et, en présence de l'inefficacité de la quinine et de la digitale, a recours au bromure de potassium, qui, à la dose de 2 gr., abat en quelques jours cette hyperthermie. Le malade ne tardait pas à sortir, sans autre aventure, parfaitement guéri.

M. André identifiait cette fièvre avec les fièvres de convalescence de M. le professeur Bernheim, et c'est conformément à la théorie nerveuse émise par le professeur de Nancy, que mon maître est intervenu au moyen du bromure qui, dans l'espèce, a donné un succès rapide qui a beaucoup frappé les élèves.

Observation XIV.

Caroline Daul (Bernheim p. 321 et 350, courbe n° 2, pl. III). Fièvre typhoïde de moyenne intensité prolongée par des stades amphiboles. La défervescence est complète le 35e jour. Bouillon, lait, jus de viande, vin, etc. Dix jours d'apyrexie. « Du 45e au « 51e jour, le thermomètre subit de nouveau des exacerbations, « le soir, qui augmentent tous les jours de deux à trois dixiè- « mes de degré. Cette fièvre vespérale ne s'accompagne d'au- « cun trouble fonctionnel. Le matin, le thermomètre oscille en- « tre 36° et 37°, le soir il s'élève de 38°,5 à 39°,2. La quinine « régularise la température, sauf une exacerbation le soir du « 59e jour. Caroline Daul quitte l'hôpital le 65e jour. »

Le groupe des observations que l'on vient de lire est caractérisé par l'existence des grandes oscillations thermiques; l'apyrexie matinale contraste avec l'hyperthermie du soir. C'est, en somme, le type réversif à grandes oscillations.

Nous allons donner maintenant, dans le même type, des fièvres de convalescence à forme rémittente.

Observation XV.

Grosmangin, 28 ans, terrassier (obs. XIII). Entre le 13 juin 1874 au 10e jour d'une fièvre typhoïde moyenne. La défervescence commencée le 23e jour est complète le 31e jour. Six jours d'apyrexie. A partir du 38e jour, la fièvre remonte en terrasse et oscille soir et matin entre 38° et 40°. Défervescences passagères obtenues avec la quinine les 45e, 46e et 48e jours. Nouvelles ascensions thermométriques, le soir, à 38°,5, 39° jusqu'au 58e jour. Le sujet sort deux jours après, convalescent depuis un mois (Bernheim, courbe n° 3, pl. III).

Observation XVI.

Tanty (Christophe) (Bernheim, obs. XI, p. 324. Courbe n° 1, pl. V), 24 ans, entré le 25 juin 1875 au 17e jour d'une fièvre typhoïde grave, que l'on traite par les bains froids. Convalescence le 37ᵉ jour ; selles moulées, langue humide, appétit. Trois jours d'apyrexie. Le 40ᵉ jour au soir ; le thermomètre est à 40°,4 ; il reste élevé pendant cinq jours à 40° et 40°,8. Le ventre est souple, indolore, sans tache, il n'y a aucun symptôme d'évolution typhique. La quinine donne quelques apyrexies matinales les 43ᵉ et 46ᵉ jours. Le malade se sent accablé et faible, sans autres symptômes. Sous l'influence de la digitale, la température descend successivement à 40°, 39° et 38° avec grandes oscillations de 1°,5 du matin au soir. Apyrexie du 55ᵉ au 68ᵉ jour. Puis réascension et oscillations légères (37°,38°) jusqu'au jour de la sortie, 76ᵉ jour.

Observation XVII à XXIII.

Metz... (H.), 18 ans (Bernheim, obs. II), sept jours d'apyrexie, fièvre de convalescence à forme rémittente pendant 10 jours. Bon effet de la quinine.

Damas Phil., 20 ans (Bernheim, obs. III), sept jours d'apyrexie. Six jours de fièvre de convalescence rémittente d'abord, puis le soir seulement. T. 39°.

Camp... (Antoine), 21 ans (Bernheim, obs. IV). Trois jours d'apyrexie. Dix jours de fièvre essentielle, comme dans le cas précédent. Toujours bon effet de la quinine.

Sch... (Marguerite) (Bernheim, obs. V). Deux jours d'apyrexie. Sept jours de fièvre semblable à la précédente. T. S. 40°.

J... (Adèle) (Bernheim, XII). Trois jours d'apyrexie. Onze jours de fièvre essentielle à forme rémittente. La quinine a été sans effet.

Is... (Louis) (Bernheim, obs. XV). Quatre jours d'apyrexie. Puis la fièvre reprend et s'élève à 40°,8 et 41°,4, sans symptôme grave ; l'appétit est conservé. La fièvre dure quinze jours entre 38°,2 le matin et 40°, puis 39° le soir.

H... (Alphonse) (Bernheim, XVI), 28 ans. Deux jours d'apyrexie, dix-sept jours de fièvre essentielle.

Observation XXIV.

Nous empruntons cette observation au Dr Neubauer. Elle porte le n° VI dans sa thèse. Courbe n° 4.

Viole (Henri), 13 ans, entre le 16 octobre 1875, au 35e jour supposé d'une fièvre typhoïde grave compliquée d'hémorrhagies intestinales ; pouls fréquent, anémie notable. Le 46e jour de la maladie (12e de l'entrée), apyrexie absolue. Elle persiste 15 jours, sauf les 51e, 57e et 58e jours, où le thermomètre marque le soir 38°. Puis la température s'élève ; d'abord, le soir seulement ; mais, peu à peu, celle du matin devient fébrile. Malgré un état général des plus satisfaisants, une convalescence des plus parfaites, le thermomètre atteint plusieurs fois, le soir, 40°. Et le malade reste à l'hôpital du 51e au 73e jour avec cet accident unique, la fièvre sans cause appréciable.

Nous nous sommes abstenu de présenter jusqu'ici toute observation pouvant laisser place au soupçon de rechute ou de complication. (Voir ouvrages de Bernheim et Neubauer.)

Nous écartons, en effet :

1° La première observation de Neubauer, qui reproduit plusieurs traits de la rechute : colique, diarrhée, céphalalgie, gonflement du ventre ; puis, plus tard, dysphagie et angine.

2° La sixième observation de Bernheim, où il est dit que le nommé J... Antoine, pendant sa fièvre secondaire, languit et perdit l'appétit, ne nous paraît pas réaliser l'idéal de la fièvre sans symptômes.

3° Dans sa neuvième observation, Neubauer nous dit aussi que la langue, d'abord chargée, est devenue sèche au bout de quelques jours de fièvre secondaire.

4° Nous ne citons pas la septième observation du même auteur à cause des antécédents tuberculeux héréditaires du sujet et des déterminations pulmonaires qui ont signalé sa maladie.

5° et 6° Nous avons pensé aussi que l'hystérie, la chlorose, l'inappétence prolongée enlevaient de leur valeur aux observations VIII de Neubauer et de Bernheim. Dans celle-ci surtout, l'inappétence, l'accablement, l'inertie morale et l'obligation d'envoyer la malade se rétablir à la campagne couvrent d'une ombre fâcheuse le tableau de la fièvre essentielle. Dans ces deux cas, la défervescence a été longue et traînante, et la fièvre secondaire s'est manifestée par des poussées successives et des accès irréguliers.

7° Reste l'observation d'Adolphe Plus (Bernheim obs. 10), dans laquelle la fièvre secondaire n'a duré que cinq ou six jours et s'est accompagnée de douleurs musculaires abdominales qui ont nécessité l'application d'un vésicatoire, causes suffisantes à expliquer une poussée fébrile, si faible d'ailleurs.

La fièvre de convalescence n'a pas toujours l'importance que l'on serait tenté de lui accorder d'après la plupart des observations qui précèdent. On la voit parfois survenir sous forme d'accès fébriles très peu intenses, irréguliers, transitoires, qui échappent facilement au médecin. Ce sont ces caractères qu'elle paraît revêtir plus spécialement au déclin des pneumonies franches. Cependant nous en avons observé des exemples dans la dothiénentérie, et la courbe 72 du Traité de pathologie de M. Jaccoud représente un de ces cas à évolution irrégulière.

OBSERVATION XXV (personnelle).

Fourques (Georges), 10 ans, marin, entre à l'hôpital le 24 juillet, au 7e jour d'une fièvre typhoïde avec une températnre de 40°,5. Pas d'antécédents, excellente constitution, forte complexion. La fièvre se maintient au-dessus de 40° pendant trois jours pour redescendre entre 39°,5 et 40°, jusqu'au 17e jour. Le surlendemain, exacerbation suivie de sueurs abondantes, d'une éruption miliaire confluente et de l'entrée en convalescence du malade. Le 23e jour, les premiers aliments font monter le thermomètre à 39°,4. Cette température est de nouveau atteinte trois jours après à l'occasion d'une augmentation dans la quantité des aliments. Malgré la convalescence la plus parfaite, le thermomètre est élevé pendant tout ce temps au-dessus de 38°, le soir, jusqu'au 30e jour où le début de l'épidémie de choléra nous a éloigné de notre malade (14 août 1884).

OBSERVATION XXVI (personnelle).

Une autre malade, X..., 38 ans, entrée le 2 juillet 1884, au 8e jour d'une dothiénenthérie, a présenté quelques poussées fébriles pendant la convalescence. Comme antécédents, névropathie, névralgies, etc. Les symptômes du typhus abdominal sont compliqués d'angine, de bronchite et de congestions pulmonaires. La fièvre restée à 40°, baisse le 14e jour. Deux jours après, épistaxis ; puis, sans que l'état cesse de s'améliorer, du muguet apparaît le 17e jour. Le 19e jour, un accès de fièvre élève la température à 41°1 : les deux jours suivants, chute de 4°, amélioration considérable, aliments légers. La convalescence se poursuit quand, le 24e jour à midi, la malade est prise d'accidents cholériformes fort graves qui font augurer une issue fatale. Dix heures après le début des accidents, la palpation de l'abdomen éveille une douleur vive dans la fosse iliaque droite. Le thermomètre se relève, gagne 37° et 38° quatre jours après le début des accidents, et les frictions mercurielles dissipent tous les phénomènes abdominaux. Le muguet disparait et la femme se lève, ce qu'elle n'a pas cessé de faire durant sa maladie pour peu que la surveillance se relâchât autour d'elle. Le 34e jour, la guérison est parfaite. Cependant le thermomètre, appliqué à plusieurs reprises dans le courant de la convalescence, s'est élevé, sans aucun trouble appréciable de l'état général, à 38° et 38°,4. Les parents sont venus la chercher et l'ont soustraite à une observation plus prolongée.

Observation XXVII (personnelle).

Pneumonie à droite. Guérison. Fièvre secondaire. Courbe n° 5.

Marty (Marie), 24 ans, domestique. Pas d'antécédents pathologiques. Se présente à la consultation le 3 juin pour se faire débarrasser d'un os, qui, dit-elle, s'est arrêté dans son gosier. Cette fausse perception tient à un début d'angine.

Le 5. La malade entre à l'hôpital, après avoir vomi les jours précédents, avec de l'angine, de la céphalalgie et un point de côté à droite qui l'empêche de tousser et lui cause une dyspnée intense. Rougeur de la pommette droite, crachats rouillés, bouffées de crépitants fins dans le poumon droit, fièvre vive.

Le 9. Herpès labial confluent coïncidant avec une amélioration des plus évidentes. La défervescence se fait par oscillations descendantes.

Le 13. La malade, convalescente, supporte ses aliments. Elle se lève : bien que le thermomètre ait marqué le soir, successivement 38°,7, 38°,5 et 38°,6, l'état général reste excellent et la malade quitte l'hôpital le 20 juin, bien que la température de la veille ait été fébrile, aucun symptôme, d'ailleurs, n'étant à signaler.

Observation XXVIII.

Bernheim publie l'observation suivante pour démontrer que la fièvre de convalescence se rencontre dans les pneumonies et dans toutes les maladies fébriles (courbe n° 6).

Blaise, 17 ans. Entre le 23 novembre 1873, au 3e jour d'une pneumonie qui évolue d'ailleurs de la manière la plus classique. Défervescence brusque au 10e jour. Convalescence régulière. L'apyrexie dure neuf jours. Les trois derniers jours de son séjour à l'hôpital, le thermomètre parvient à 38°, dans la soirée. Le malade n'en sort pas moins guéri le 23e jour de l'affection.

Observation XXIX.

Pneumonie.

Voici une observation empruntée à Lorain. (Etudes cliniques; t. II, obs. 125. Courbe, 161, p. 305).

B..., 33 ans, entre le 8 février 1870, pour une pneumonie à la base du poumon droit. La température rectale, le soir de l'entrée et le lendemain, est 39°,7 et 40°,7.

Le 10, 8e jour de la maladie, la fièvre tombe à moitié, mais il n'y a pas de défervescence brusque. A partir de ce moment, la température se maintient à un chiffre supérieur à l'état normal pendant dix jours.

Le 18. L'état du pouls démontre la convalescence (52 puls.); les signes locaux de la pneumonie ont disparu; il y avait encore des sueurs et un certain malaise.

Le 21. Le pouls était remonté à l'état normal et la température élevée de plusieurs dixièmes de degré au-dessus de la normale.

Le 23. Un incident était survenu: une éruption d'urticaire avait momentanément haussé la courbe; cela ne dura que vingt-quatre heures.

N. B. Nos observations personnelles ont été prises dans le service de M. le Dr André, à Toulouse.

DE LA FIÈVRE DE CONVALESCENCE.

En présentant les observations qu'on vient de lire, nous n'avons pas obéi à l'unique désir de présenter un plus grand nombre de faits que nos devanciers dans la question. Nous nous sommes appliqué, au contraire, à écarter tous ceux qui pouvaient tomber sous le soupçon de rechute ou de complication. A côté des sept observations des Drs Neubauer et Bernheim que nous avons élaguées, nous placerons, sans la discuter, l'observation VII de la thèse de Meunier, décorée à tort du titre de fièvre de convalescence. On ne saurait admettre comme telle une hyperthermie irrégulière coïncidant avec une douleur persistante de l'hypochondre gauche, avec de l'inappétence et une stupeur assez profonde. La cause de ces phénomènes a pu rester inconnue, mais leur existence suffit à séparer ce fait de ceux dont nous nous occupons.

Nous espérions, en revanche, trouver, dans les thèses consacrées à l'étude des complications, des rechutes et des récidives dans la dothiénentérie, des faits appartenant au domaine de la fièvre de convalescence : plusieurs auteurs ont signalé, en effet, des rechutes bénignes purement thermiques, sans complications, sans éruptions, sans symptômes. Cependant, les observations en sont bien plus rares que nous ne pensions.

Si la convalescence évolue sans symptôme intercurrent, qui vienne troubler le malade et préoccuper le médecin, le hasard seul pourra, et rarement, dévoiler l'existence de ces prétendues rechutes bénignes. Que si, au contraire, la convalescence est interrompue et si des phénomènes morbides sollicitent l'application du thermomètre, la scène change, et nous avons le tableau d'une rechute ou d'une complication. Il y a, dans ce simple fait pratique, une différence profonde entre les rechutes et les complications, d'une part, nos observations de fièvre de convalescence, de l'autre, différence qui explique et excuse la rareté des faits observés. En un mot. la fièvre de convalescence a besoin d'être recherchée!

Nous nous sommes servi, pour désigner l'état fébrile particulier sur lequel notre attention s'est arrêtée, des noms de fièvre *secondaire*, fièvre de *convalescence*, fièvre *essentielle*. La première de ces appellations, employée par Fleischl, a reçu de l'usage un sens tout différent. On connaît, en effet, la fièvre secondaire de la variole; Cayley (in de Mussy) a voulu lui trouver une analogue dans la dothiénentérie, et il a décrit sous ce nom une fièvre septicémique, qui serait due à la suppuration des plaques de Peyer. Le nom de fièvre essentielle, employé par Bernheim, rappelle une entité généralement repoussée. Graves se servait du nom de fièvre nerveuse. Le nom de fièvre de convalescence se rencontre presque exclusivement sous la plume des défenseurs et des adversaires de cette création. Nous l'avons adopté pour notre part, bien qu'il soit passible de deux objections. La première formulée par Homolle, porte sur le nom de convalescence, appliqué indûment à un état dans lequel la fièvre tient une place importante. La seconde viserait le mot fièvre : l'hyperthermie seule ne fait pas la fièvre. Aussi, pour ne rien préjuger, pourrait-on s'accorder sur le mot *hyperthermie de la convalescence*. Nous l'avons employé plusieurs fois.

Et d'abord, nos malades étaient-ils réellement en convalescence?

La convalescence, intermédiaire à la maladie et à la santé parfaite, est un état sur lequel on s'entend assez généralement. Chez le convalescent, la température s'abaisse et devient même hyponormale, la respiration se ralentit et se règle, le pouls devient plus fort et, en général, plus lent, les phénomènes nerveux se dissipent, et la dénutrition à outrance des tissus fait place à un violent besoin de réparation, partant d'alimentation. Pour ne parler que de la convalescence de la dothiénentérie, le clinicien trouve dans l'examen du pouls, de la température et des urines, dans le réveil de la conscience du sujet, le retour du clignement palpébral, dans la détersion de la langue et de la bouche, les selles moulées et le calme du sommeil, assez de signes pour reconnaître et affirmer le début de la convalescence.

S'il était besoin de démontrer qu'en clinique un seul signe ne suffit pas pour asseoir un diagnostic, nous en aurions ici la preuve.

Wunderlich a voulu, d'après le seul examen thermométrique, établir mathématiquement le début de la convalescence. Mais les deux premiers groupes de nos observations démontrent que la convalescence peut s'affirmer malgré l'instrument et contredire ses indications. Comme le dit Bernheim, *la fièvre oublie de descendre.* Ce ne sont pas les seules objections qu'on puisse faire. Et le Dr Guyard le reconnaît quand il ajoute : « .....à « condition de négliger les apyrexies accidentelles pro- « duites par un médicament, un symptôme, une compli- « cation, et les ascensions thermométriques de la con- « valescence survenant sous l'influence des causes les « plus légères, inhérentes même à l'état particulier dans « lequel se trouve l'organisme à l'issue de toute mala- « die. »

De même, pour Chauffard, la diurèse critique et les abcès multiples sont les signes formels de la convalescence franche. Malheureusement, si la diurèse critique est un phénomène à peu près constant, on ne peut en dire autant des abcès multiples (1).

C'est donc moins d'après une formule que d'après l'investigation clinique qu'il faut baser la convalescence.

La détermination de la convalescence offre encore de nombreuses difficultés. La convalescence comprend le temps qui s'écoule entre la période terminale d'une maladie et la santé parfaite. Elle implique donc l'achèvement du processus morbide et l'évacuation complète du virus. Mais on désigne du même nom l'espace apyrétique

(1) Nous rappelons que les abcès sont signalés dans plusieurs observations. On leur a même attribué des hyperthermies que nous considérons comme fièvres de convalescence.

qui sépare une rechute de la première atteinte, ou, comme on dit à Montpellier, les deux actes d'un état morbide. Et malheureusement, il n'existe aucune donnée qui permette de distinguer la convalescence fausse, pendant laquelle le virus typhique, par exemple, persiste dans l'économie, de la convalescence vraie, dans laquelle l'apyrexie correspond à l'élimination complète du virus, à la santé parfaite prochaine. Cela conduit à une objection : « Si le virus peut séjourner dans l'organisme sans que rien révèle sa puissance, ne se peut-il pas que l'hyperthermie seule l'accuse? Nos cas seraient alors à placer entre les rechutes bénignes sans tâches et l'apyrexie de la fausse convalescence! » Mais la fausse convalescence est, en quelque sorte, comparable à l'incubation du virus qui fera les frais de la rechute, actuellement en puissance : la phrase pathologique, fruste ou complète, suivra ce silence passager. Or, rien de semblable dans nos observations! C'est en vain qu'on chercherait à saisir un trait de la rechute. La convalescence poursuit son cours normal ; rien n'autorise à admettre une rechute, si bénigne qu'on la suppose.

Ce serait nous arrêter trop longtemps au seuil de notre étude que d'insister davantage sur cette question préjudicielle. Nous ne pensons pas qu'on puisse contester la réalité de la convalescence établie dans les faits que nous avons énumérés. Les auteurs auxquels nous les empruntons et nos maîtres ne sauraient se tromper ainsi.

DESCRIPTION DE LA FIÈVRE DE CONVALESCENCE.

Les choses se passent souvent de la façon suivante. La période des oscillations descendantes (pour rester dans la dothiénentérie) évolue vers une défervescence prochaine. Le délire s'éloigne, les nuits sont plus calmes, l'éveil de la personnalité se produit et le thermomètre, d'accord avec l'état du malade, accuse enfin la défervescence prochaine. La convalescence débute. On a cessé progressivement la médication, à laquelle on substitue une alimentation de plus en plus réparatrice, réclamée avec une insistance chaque jour plus forte par le malade. Quelques jours se passent, et celui-ci peut se lever pendant quelques heures; chaque jour apporte un contingent de forces à cet organisme qui se répare à vue d'œil. Dans ces conditions, qu'un soir une circonstance quelconque, une légère chaleur de la peau constatée à la main ou tout autre motif invite le médecin à appliquer le thermomètre, et l'instrument lui révélera une température de 40°. Immédiatement il prescrit le repos au lit, la diète et la quinine. Un examen, rendu minutieux par son insuccès même, laisse le médecin perplexe, en même temps que le malade proteste vivement de son état excellent. Et de fait, le matin il ne reste aucun vestige de l'orage thermique du soir. Le soir, nouvelle exacerbation, nouvelles craintes et péripéties semblables à celles de la veille, même insuccès des recherches. Le malade malgré lui, comme dit le Dr Saint-Ange, ne cesse pas de réclamer des aliments et pose même son ultimatum. Le médecin qui veut éviter à son malade, hors de l'hôpital, les dangers d'une rechute qu'il croit imminente, cède et permet quelques aliments. Il ordonne une surveillance minutieuse et prescrit les antipyrétiques. L'état du malade ne cesse pas de se modifier en bien. Il continue à se lever, à se promener et à manger. La quinine reste souvent sans action contre la température qui continue à rester élevée. La convalescence marche et le malade sort guéri, quelquefois conservant encore sa fièvre, cause de frayeurs si vives.

Dans d'autres cas, plus délicats encore, la fièvre persiste, bien que la convalescence s'affirme. On comprend l'hésitation du médecin, éprouvée et bien décrite par le Dr Saint-Ange, en présence de cette anomalie qui, contre toute attente, dissocie la fièvre de ses symptômes généraux. Les protestations du malade, l'absence de troubles quelconques, décident le médecin à se départir de ses préventions et à obéir à l'indication clinique en dépit de l'indication thermométrique.

Les symptômes de l'hyperthermie de convalescence sont donc purement négatifs. Le thermomètre atteint les degrés fébriles le soir, plus rarement le matin. Et cependant le malade ne se plaint de rien. Il continue à se lever et à manger; son sommeil est calme. Il gagne en poids et en force, et quitte l'hôpital dans l'état le plus satisfaisant. Le médecin, de son côté, cherche en vain à surprendre un symptôme abdominal ou nerveux qui le mette sur la voie d'une récidive. En vain examine-t-il la surface cutanée : rien autre que des sudaminas. Toutes les recherches ne parviennent pas à saisir le moindre indice de complication. Et ici nous en appelons à l'autorité de Lorain, des professeurs Jaccoud, Bernheim et Lépine, de nos maîtres, MM. André et Saint-Ange.

En un mot, tout ce qui n'est pas la température proclame la convalescence.

La fièvre de convalescence est plus rare peut-être que ne l'a dit le professeur Bernheim. Il est cependant probable que cette rareté n'est, en partie du moins, qu'apparente. Une bonne portion des cas échappe encore à l'attention insuffisamment attirée sur ce point. Cela est d'autant plus facile, que les accès pyrétiques se produisent habituellement le soir, alors que le médecin a, depuis longtemps déjà, jugé inutile de revoir son malade deux fois par jour. Il nous serait impossible actuellement de déterminer, même approximativement, la fréquence de ces fièvres de convalescence. Ils sont peut-être plus fréquents que les rechutes, trop souvent confondues avec eux (1).

Les deux sexes sont indifféremment atteints dans des proportions très voisines. Sur les 24 premiers cas il y a 13 hommes et 11 femmes. L'ensemble de nos 29 cas donne 16 hommes et 13 femmes.

L'âge paraît exercer une influence réelle; mais c'est bien plutôt sur la maladie que sur la fièvre. Quoi qu'il

(1) Neubauer estime qu'il y a environ 1 cas de fièvre de conval. sur 7 de fièvre typh.

en soit, nous trouvons sur 25 sujets dont l'âge est indiqué : 2 enfants au-dessous de 13 ans; 3 jeunes gens au-dessous de 20 ans; 15 sujets au-dessous de 30 ans; 4 au-dessous de 40 ans; 1 femme a dépassé 50 ans.

Les climats, les professions, les antécédents des sujets ne nous fournissent aucun renseignement bien précis.

Le début de l'hyperthermie de convalescence est variable. Tantôt il se confond avec les dernières oscillations thermiques de la courbe typhique; tantôt elle recommence l'hyperthermie pour son propre compte, après une apyrexie que nous avons vu varier entre 1 et 15 jours. Hormis deux cas, l'apyrexie n'a jamais dépassé une durée de 7 jours. Ce n'est pas à une époque bien déterminée de la maladie que l'on voit éclore la fièvre secondaire. Nos notes portent qu'elle a débuté, dans la dothiénentérie, entre le 20ᵉ et le 58ᵉ jour; en moyenne, le 30ᵉ jour. Aucune signification pronostique ne paraît s'attacher à l'apparition tardive ou précoce de cette hyperthermie. L'époque de son début n'a aucune relation saisissable avec l'intensité ou la durée de l'hyperthermie.

Le début est habituellement brusque. Dans ces cas la température s'élève d'emblée aux degrés fébriles de 39°,5 ou 40°. D'autres fois, les degrés subfébriles précèdent et préparent les températures plus élevées. L'ascension se fait alors en escalier.

Nous avons déjà dit quelques mots des formes qu'affectait la fièvre de convalescence. L'hyperthermie est parfois irrégulière. Nous l'avons vue telle dans les faits que nous en rapportons, consécutifs à des pneumonies et dans un petit nombre de fièvres post-typhoïdes. La plupart de nos observations peuvent se grouper en catégories diverses, selon qu'on envisage la fièvre de convalescence en elle-même ou dans ses rapports avec la courbe typhique, pour n'examiner que celles-ci.

A ce dernier point de vue nous pouvons définir une fièvre de convalescence à *type prolongé* et une fièvre à *type réversif*. Dans le premier groupe, il n'existe pas d'apyrexie entre la courbe typhique et le tracé de convalescence; dans le second, on constate une apyrexie d'un ou plusieurs jours entre les deux graphiques.

Considérée en elle-même, la fièvre de convalescence rentre dans deux classes, selon que le tracé est à *grandes oscillations*, plus précisément, à hyperthermie vespérale isolée, ou à *forme rémittente*, c'est-à-dire que la fièvre est constatée le matin et le soir.

Toutes les formes rémittentes de la fièvre de convalescence ne sont pas comparables entre elles. Dans plusieurs cas on voit l'hyperthermie, à la fois vespertine et matinale, durer un certain temps; puis l'apyrexie matinale s'affirme, persiste et l'hyperthermie du soir subsiste seule. Ces deux phases tantôt se succèdent directement, tantôt sont séparées par un intervalle apyrétique.

Dans d'autres cas le contraire a lieu. La fièvre de convalescence est à grandes oscillations et l'hyperthermie ne se produit que le soir. Puis, peu à peu, et comme si la persistance des accès vespéraux provoquait l'organisme à fébriciter, la température du matin touche au degré fébrile. Il est rare de l'y voir s'y maintenir et tout rentre bientôt dans l'ordre. Dans ces circonstances la courbe thermométrique ne manque pas d'une certaine analogie avec un tracé de rechute.

Le degré extrême atteint par la fièvre de convalescence est, en général, assez élevé pour qu'on soit fort étonné de ne la voir s'accompagner d'aucun symptôme. Il est assez habituel que la fièvre affectionne cette température extrême et s'y maintienne, souvent en dépit des médications les plus rationnelles. Sur 22 cas dont les données thermiques nous sont connues, 15 fois le thermomètre a atteint et dépassé 40°; une seule fois 38°,5 a été la limite extrême de ses excursions.

Si les exacerbations vespérales durables sont la règle, il est plus exceptionnel de voir la fièvre se produire le matin. D'après nos observations, 9 fois la température du matin est constamment restée apyrétique; un nombre égal de fois elle a atteint 38°, et 4 fois seulement 39°. Dans la plupart de ces 13 derniers cas, l'hyperthermie matinale a été passagère et ne s'est reproduite qu'un petit nombre de fois dans le cours de la manifestation fébrile.

Il n'y a aucune relation à établir entre les degrés extrêmes atteints par le thermomètre pendant la maladie et pendant la fièvre de convalescence. En général, la fièvre de convalescence n'a pas dépassé le degré atteint par la fièvre typhoïde.

Dans 14 cas sur 22, l'oscillation journalière a été de 1°,5. Il nous a semblé qu'elle était d'autant plus prononcée que le sujet était plus jeune. Le sexe féminin a paru aussi favoriser les grandes amplitudes oscillatoires. Ainsi neuf hommes et quatre femmes ont des oscillations moindres de 2° ; 5 femmes et 5 hommes ont des oscillations supérieures.

La durée de la fièvre de convalescence est très variable. Nos renseignements sont d'ailleurs incomplets sur ce point de la question. Quoiqu'il en soit, nos chiffres varient entre six jours et quarante-un jours; la moyenne donne une durée de 15 jours.

Voici quelques données comparatives.

Durée de la fièvre de conval. : 16 jours. Age moyen : 22 ans. Jour du début : 21° j. Degré moyen : S. 39°,6, M. 37°,7. Oscill. quotid.: 1°66.

Durée de la fièvre de conval.: 19 jours. Age moyen : 23 ans. Jour du début : 32° j. Degré moyen : S. 39°,8, M. 37°,7. Oscill. quotid.: 1°57.

Durée de la fièvre de conval.: 18 jours. Age moyen : 25 ans. Jour du début : 36° j. Degré moyen : S. 39°,7, M. 37°,8. Oscill. quotid.: 1°55.

Autant qu'on peut s'en fier à ces chiffres, il y aurait quelque rapport entre l'âge peu avancé du sujet, la moindre durée de la fièvre, sa précocité et l'amplitude des oscillations.

Nous avons encore à signaler l'apyrexie de retour Elle se produit tantôt spontanément, tantôt elle relève manifestement de l'influence thérapeutique. Elle est consécutive à la fièvre de convalescence et est suivie, à plus ou moins longue échéance d'une nouvelle reprise de cette fièvre. Il est bien rare d'observer une troisième reprise de la fièvre de convalescence.

Nous le répétons encore : rien ne vient donner la raison des hyperthermies que nous signalons. Chez tous les sujets, le système nerveux fonctionne bien ; *le malade* lit le journal et prend intérêt aux livres qu'on lui prête, aux conversations auxquelles il assiste, rien ne trahit ni stupeur ni fatigue. Il se lève facilement et peut même rester plusieurs heures dans les cours. Ses forces reviennent dans la progression naturelle aux convalescents. Il ne souffre pas. Le pouls est calme, rarement l'hyperthermie le presse. Les fonctions digestives s'accomplissent parfaitement ; les selles sont et restent moulées ; le ventre est indolore et nullement tuméfié; l'appétit est conservé, la langue dépouillée. Ni indigestions, ni inappétence. La rate et le foie reviennent à leur volume normal. Les déterminations pulmonaires ont cédé sans laisser de traces. Les urines sont abondantes et limpides. La journée est bonne ; la nuit, calme. Aucune de nos observations ne signale les frissons que Fleischl disait avoir observés. Les sueurs et les éruptions sudorales ne sont pas rares, mais elles n'ont aucun caractère pathologique. Les taches rosées n'apparaissent à aucun moment de la convalescence. On n'observe pas le moindre indice de complication. Le sujet continue à reprendre des forces sans se préoccuper en rien de ce symptôme isolé qui survit à sa maladie : l'hyperthermie, que le médecin, se conformant aux préceptes classiques, n'envisage pas sans une certaine appréhension.

D'ailleurs ni la diète, ni le repos, ni souvent même les médicaments ne troublent cette fièvre. Elle continue imperturbablement ses oscillations. Elle résiste et cause si peu de ravages que dans bon nombre de cas, le sujet a pu quitter l'hôpital parfaitement guéri malgré la persistance de l'hyperthermie.

La manière dont elle se comporte vis-à-vis des agents thérapeutiques est un caractère particulier de la fièvre de convalescence. Le professeur Bernheim avait maintes fois observé et noté les insuccès de la quinine contre cette fièvre. La digitale, employée ensuite, a eu parfois un meilleur résultat; mais ces succès ont été passagers : la fièvre, un moment domptée, est bien vite remontée au chiffre antérieur. Les bains n'ont eu aussi qu'un succès très faible. Nous reviendrons sur ce sujet au chapitre du traitement.

La chute de la fièvre de convalescence se fait par des modes divers. Il n'est pas rare de la voir cesser brusquement : en deux jours, le thermomètre qui était à 40° est revenu à la normale. Quelquefois la défervescence traîne un peu et les oscillations descendantes peuvent durer plusieurs jours. Il peut se produire encore de nouvelles poussées fébriles, mais, non plus que les premières, elles n'ont d'effet saisissable.

ÉTIOLOGIE.

Les auteurs qui nous ont précédé dans la question n'ont pu découvrir aucune cause qui permît d'expliquer l'hyperthermie de convalescence. D'où le nom d'essentielle qui lui a été donné. Nos recherches n'ont pas été plus fructueuses. Nous ne pouvons pas cependant dissimuler le rôle que la suppuration a joué peut-être dans nos observations II et VI. Lorain avait, nous le rappelons, établi une relation étroite entre la fièvre post-typhoïde et les suppurations, même peu graves. Peut-être faut-il reconnaître une influence déterminante à ces accidents? Toutefois l'innocuité d'un abcès bénin n'explique pas la durée et l'intensité de la fièvre. Dans un cas d'abcès multiples, consécutifs à la variole, d'une durée de quatorze mois, nous n'observâmes pas de fièvre de convalescence. Celle-ci, en outre, s'est manifestée bien souvent en dehors de tout abcès et les faits apportés par Lorain ne doivent être que des coïncidences.

Le professeur Jaccoud a cherché à établir entre les fièvres de convalescence et les cas de fièvre typhoïde graves et longs, une relation que les faits ne justifient pas.

Nous étudierons dans un chapitre spécial les explications qui ont été proposées au sujet de la fièvre de convalescence.

PRONOSTIC.

Le pronostic de la fièvre de convalescence est absolument bénin.

Le professeur Jaccoud estime que le retour de la fièvre pendant la convalescence doit faire suspendre le pronostic. Il est certainement prudent de ne pas se prononcer trop vite. Mais on doit également se défendre d'un optimisme exagéré et d'une appréhension que les faits ne viennent pas justifier. Lorsque la conservation du bon état général, l'absence de phénomènes typhiques, de signes appréciables de complication ont rassuré le médecin, il peut porter le pronostic le plus favorable.

Mais si la vie du sujet ne court pas le moindre péril, ne doit-on pas craindre les effets que peut produire la persistance de l'élévation thermique ? Le professeur Bernheim et Neubauer lui attribuent quelques méfaits, peu graves, il est vrai, mais qu'ils paraissent avoir observés. Ils pensent que cette fièvre, « en se prolongeant, entraîne de l'anémie et de la débilitation qui ajourne la convalescence. » Une fièvre de convalescence méconnue pourrait à leur avis, non traitée et persistante, être prise à un moment donné de son évolution, pour une rechute bénigne et décrite comme telle. L'observation XVI empruntée à Bernheim semblerait démontrer la réalité du fait.

Pour notre part, cependant, nous n'avons rien observé de semblable. Les observations de MM. Lorain, André, Saint-Ange, n'accusent non plus rien d'analogue. Le danger signalé par M. Bernheim nous paraît procéder de vues théoriques et n'être pas d'accord avec la réalité des faits.

Cette question de l'hyperthermie a été fort débattue et résolue de façons bien opposées. L'opinion allemande aujourd'hui la plus répandue, considère l'hyperthermie comme le phénomène primordial de la fièvre et la cause de tous les symptômes fébriles, surtout des troubles nerveux. La médication par les bains froids et l'antipyrèse à outrance reposent sur cette doctrine.

Que l'on accepte ou non cette doctrine, on ne peut négliger les faits rapportés par divers auteurs dans le but de prouver que l'hyperthermie n'a pas toute la maligne influence dont on l'a dotée. Graves observa une épidémie de typhus fever apyrétique : la plupart des cas furent mortels et les phénomènes nerveux très communs. On a cité des cas dans lesquels les phénomènes nerveux ataxiques coïncidaient avec des températures peu élevées et cessaient dès que paraissait l'hyperpyrexie (Cadet de Gassicourt, Peter). Maintes fois on a vu des températures hyperpyrétiques relativement bien supportées dans le tétanos, l'insolation, les fièvres intermittentes et typhoïdes (Ducastel, Jaccoud). La dernière expédition du Tong-King a permis à un de mes amis, M. Basset, de constater sur des soldats atteints des fièvres du pays, des températures de 42° et 43°, sans que mort s'ensuivit. Il existe aussi, bien des cas où les phénomènes nerveux les plus graves ont apparu en dehors de l'hyperthermie (Graves, Strube, Brothier). Aussi peut-on dire avec les Drs G. de Mussy et C. de Gassicourt que l'hyperthermie n'est ni la cause, ni la condition essentielle des phénomènes nerveux graves et qu'elle ne constitue qu'un élément secondaire de gravité.

Le pronostic, en lui-même si bénin, peut subir du fait du médecin une aggravation réelle. Et l'on est alors disposé à rendre la fièvre responsable de méfaits qui sont l'œuvre d'une thérapeutique mal dirigée. Quand le médecin méconnaît les signes cliniques de la convalescence, se laisse dominer par la crainte de l'hyperthermie et prolonge outre mesure la diète de son malade, il peut voir survenir du malaise, du délire, des troubles graves qui ne relèvent que de l'inanition. La persistance et l'aggravation du mal sont en raison directe de la sévérité des prescriptions diététiques. C'est dans ces conditions qu'une infraction aux prescriptions médicales, réclamée par le malade et consentie par la famille, peut sauver un malheureux de la mort. Ces faits heureux ont trop souvent influencé le public et ont déterminé l'alimentation à l'insu du médecin, cause trop fréquente de désastres dans la clientèle.

Les médicaments peuvent aussi, dans les cas présents, avoir une influence funeste sur la marche d'une fièvre normalement bénigne. La quinine, en effet, semble réclamée par la forme rémittente ou intermittente des accès. On la donne avec une libéralité d'autant plus large que l'hyperthermie résiste davantage. Dans ces conditions, on voit survenir des troubles variés du cœur et du système nerveux qui sont les effets de l'intoxication quinique et non point, comme le veut Borelli, les résultats de l'hyperthermie prolongée.

L'observation journalière confirme notre interprétation. Les praticiens ont souvent affaire à la fièvre de convalescence. Ils ont été en proie aux mêmes incertitudes et aux mêmes hésitations. Mon père l'a rencontrée dans sa clientèle privée et chez ses confrères en consultation. Et toujours ces cas ont excité les recherches les plus minutieuses, les discussions les plus approfondies, les opinions les plus diverses. Les praticiens les plus honorables ne voulaient pas se départir du principe « à fièvre persistante diète persistante » et, de fait, ils acharnaient contre la ténacité de la fièvre, l'opiniâtreté d'une diète sévère. Tous cependant s'accordaient à reconnaître que cette fièvre avait des caractères bien spéciaux ! Aucun médecin appelé dans ces circonstances n'a pu déterminer l'origine du mouvement fébrile.

Eh bien ! le pronostic est resté bénin toutes les fois qu'un traitement n'est pas intervenu. Lorsque le médecin a négligé l'indication thermométrique pour obéir aux indications du tableau clinique de la convalescence, et que l'alimentation ne lui a pas paru contre-indiquée, les sujets, dont les digestions s'accomplissaient d'ailleurs à merveille, ont repris rapidement des forces et n'ont pas tardé à se lever. La température n'a plus été prise et nous ignorons si l'hyperthermie a persisté. Toujours est-il qu'aucun trouble, même léger, n'a plus attiré l'attention du médecin sur son malade.

La pratique contraire a donné bien des mécomptes. Quand le praticien a voulu vaincre la fièvre en dirigeant contre elle une diète sévère ou une médication énergique les accidents n'ont fait qu'empirer. La crainte exagérée de nuire a conduit les malades aux derniers degrés du marasme. En présence de ce résultat constant, force a été de chercher le salut dans les moyens opposés et de prescrire des aliments. La tentative, d'abord timide, a pleinement réussi. La fièvre que la diète avait accrue, a disparu par l'alimentation.

La malignité publique s'est emparée de ces faits et n'a

pas manqué d'accuser certains médecins de prolonger par la diète l'état précaire de leurs clients.

Il est donc très important de connaître ces accidents fébriles, bien plus graves en apparence qu'en réalité : on évitera ainsi de les exagérer par un traitement énergique. Le pronostic peut alors devenir grave pour la santé du malade et la réputation du médecin.

DIAGNOSTIC.

La fièvre de convalescence peut être confondue avec toutes les fièvres survenues dans le cours de la convalescence.

La constatation de l'hyperthermie a toujours préoccupé le médecin, et cela, à juste titre. Elle légitime ses craintes, ses précautions et ses inquiétudes. Il reste hésitant entre les retours insignifiants de la febris carnis et la crainte des manifestations les plus graves de la rechute mortelle. Et le doute peut se prolonger encore longtemps, fatal au malade et au médecin.

Notre intention n'est pas d'insister longuement sur le diagnostic différentiel de la fièvre de convalescence. Nous espérons pouvoir démontrer qu'elle n'a rien de commun avec les réversions, les complications, les maladies intercurrentes ou les effets de médications diverses.

Sous le nom de réversions, le professeur Jaccoud a désigné l'ensemble des retours offensifs d'une maladie : les recrudescences, les rechutes et les récidives. Dans la recrudescence, « le processus morbide évolue par poussées successives sans qu'il y ait véritablement convalescence dans l'intervalle de deux poussées» (Guyard). Il n'y a, pour ainsi dire, qu'un seul acte morbide en plusieurs tableaux.

La rechute n'est pas une maladie nouvelle. C'est un second acte de l'état morbide, séparé du premier par un intervalle apyrétique ou de pseudo-convalescence, durant lequel l'organisme est encore en puissance d'évolution typhïque.

La récidive est une maladie nouvelle. C'est une réinfection typhique ou autre, survenant chez un individu en santé, ayant eu déjà une première atteinte dont il est parfaitement guéri.

La distinction dogmatique de ces trois états est bien plus aisée que leur distinction clinique. Le sens des expressions étant parfaitement défini, on est souvent embarrassé pour les employer. C'est ainsi qu'on a admis des rechutes survenant plusieurs mois après la maladie, et Battle de Montpellier a décrit des récidives pendant la convalescence de la fièvre primitive. Aussi s'est-il trouvé des auteurs pour ramener le différend à une question de trentième jour, appelant rechutes les réversions précoces, et récidives, les réversions tardives. Ce moyen n'a satisfait personne et on continue à rester indécis en présence de certaines manifestations fébriles secondaires.

On trouve, par exemple, dans la thèse de Neubauer

une récidive (?) de fièvre typhoïde après deux mois, réversion d'ailleurs fort bien caracterisée et à laquelle ne manquait pas l'éruption lenticulaire. Mon père me citait l'observation d'un enfant de 5 ans, aujourd'hui grand jeune homme de mes amis, qui, en mai 69, fut atteint de rougeole assez grave et chez lequel la convalescence resta fébrile. Des éruptions furonculeuses suffirent alors à expliquer la persistance de la fièvre, contre laquelleon employa en vain la quinine et les bains tièdes. Cet état dura près de trois mois, et, en septembre, après quelques jours d'une fièvre intense attribuée à un refroidissement, la rougeole reparut, évolua son cours normal et la guérison fut définitive. Cette maladie a laissé après elle quelque susceptibilité du côté des voies respiratoires; pendant plusieurs années, ce jeune homme a éprouvé de légères indispositions fébriles accompagnées de toux. Des examens répétés n'ont jamais dévoilé de lésions. L'âge et la croissance aidant, ce jeune homme s'est parfaitement rétabli et, depuis longtemps, sa santé est excellente.

Nous citons ces cas, dont il doit exister bien d'autres exemples, à cause du long intervalle qui s'est écoulé entre la réversion et la maladie. Une rechute tardive pourrait-elle fournir l'explication de quelques cas d'hyperthermie de la convalescence? Celle-ci ne serait-elle que le long préambule d'un retour offensif de la maladie, qui, survenu trop tard, aurait échappé à l'observation? Cette hypothèse, cependant, ne se trouve vérifiée dans aucune de nos observations; et la description de ces longues apyrexies ne répond guère au tableau de la fièvre de convalescence. Dans les deux cas précédents, les poussées furonculeuses, les déterminations sur l'arbre aérien, le retour de la fièvre éruptive ne laissent pas de doute sur la cause et l'origine de la fièvre durant la convalescence. Rien de semblable n'a lieu dans nos observations.

Les rechutes, du moins dans la fièvre typhoïde, ont été envisagées de deux façons. Quelques auteurs, avec Maurice Raynaud, n'y voient qu'un mode particulier d'évolution morbide à rapprocher du type du relapsing fever. La plupart, avec G. de Mussy, l'attribuent à une nouvelle poussée du virus, « à une manifestation secondaire d'une imprégnation typhoïde qui n'a pu être complètement jugulée dans une première atteinte » (Guyard). M. Jaccoud fait observer que, dans cette dernière hypothèse, il devrait exister entre la rechute et la maladie un rapport et comme un balancement que l'on n'observe pas. Aussi refuse-t-il de considérer la rechute comme le travail complémentaire d'une première attaque. Il ne serait pas éloigné d'y voir quelque chose d'analogue au typhus à rechutes.

Quoi qu'il en soit de l'interprétation, la rechute reproduit au complet les accidents de la première attaque. On ne saurait lui attribuer que des causes banales : écarts de régime, refroidissement, indigestion, jouant le rôle de causes occasionnelles. La fièvre se rallume, accompagnée de phénomènes abdominaux et cérébraux : stupeur, délire, diarrhée, gargouillement et douleur dans la fosse iliaque ; les taches rosées reparaissent dans la plupart des cas. La courbe thermométrique accuse, en général, les trois périodes des oscillations ascendantes, stationnaires et descendantes. La terminaison est habituellement favorable. Dans les cas contraires, on a pu reconnaître à l'autopsie la lésion de nouvelles plaques de Peyer. On s'accorde à reconnaître à la rechute une évolution plus rapide et une gravité inférieure à celles de la première atteinte.

Il n'y a là aucun trait du tableau de la fièvre de convalescence. Les courbes thermométriques elles-mêmes diffèrent dans la presque unanimité des cas. On nous a cependant objecté que la rechute pouvait revêtir les mêmes apparences que la maladie, et se déguiser comme elle, sous les formes de typhus ambulatorius ou de typhus levissimus. On n'a peut-être pas assez insisté, en effet, sur l'existence de ces formes de rechutes. Il n'est pas impossible qu'on n'y doive rattacher certaines fièvres observées durant la convalescence. Cependant, ces formes de typhus échappent moins au médecin qu'au malade. Et les tentatives d'identification avec la fièvre de convalescence tombent par ce seul fait, que la fièvre de convalescence s'observe dans d'autres maladies que la fièvre typhoïde.

Le nom de rechute ne désigne pas chez tous les auteurs le même processus morbide.

Le Dr Hervieux désigne sous ce nom la réinfection du convalesent par le milieu nosocomial. Ce serait une récidive précoce. Le professeur Jaccoud a ruiné cette théorie en montrant que la moyenne d'apyrexie entre la première atteinte et la rechute est de dix jours, tandis que l'incubation du virus typhique exige de douze à quatorze jours. Cette remarque s'applique aussi à la fièvre de convalescence qui, par ailleurs, n'a rien de commun avec cette récidive.

Hamernyk a accusé la constipation d'emprisonner les détritus intestinaux et de favoriser l'inoculation des glandes saines par les eschares détachées des plaques de Peyer. Le fait serait-il, il resterait à démontrer que ce soit là l'origine de la rechute. En tout cas, cette inoculation doit être suivie de troubles qui font absolument défaut dans la fièvre de convalescence.

La septicémie intestinale d'Humbert est passible d'objections analogues.

Cayley (in de Mussy) a émis une hypothèse semblable. Il suppose que la dothiénentérie se compose de deux fièvres; la première, fièvre de début, dure jusqu'à la fin des éruptions lenticulaires; la deuxième, fièvre secondaire ou septicémique, s'accompagnerait de sudaminas et de rémissions accentuées du soir au matin. Ces deux fièvres sont rarement séparées, le plus souvent enchevêtrées. Et d'ailleurs leur existence serait-elle démontrée qu'elles n'absorberaient pas nos fièvres de convalescence qui existent ailleurs que dans la dothiénentérie.

Il est inutile de s'attarder longtemps aux phénomènes qui, spéciaux à la fièvre typhoïde, ne peuvent donner l'explication de la fièvre de convalescence. La febris carnis a une cause parfaitement connue, sa durée excède à peine 36 ou 48 heures, et l'inspection seule d'une courbe thermométrique établit son diagnostic. Les visites, les fatigues, le fait de quitter le lit trop tôt ou de rester trop longtemps levé sont aux convalescents des causes de fièvre ; mais il n'est pas possible de se méprendre sur son origine, et elle cesse avec quelques heures de repos.

Les complications ont une histoire distincte de celle de la fièvre de convalescence. La plupart ont une gravité et un appareil symptomatique qui les décèlent et ne permettent aucun doute. Nous avons parlé ailleurs des abcès de la convalescence; ils ont pu coïncider avec la fièvre, et, dans quelques cas, par leur durée, leur gravité, leur répétition, provoquer un mouvement fébrile d'une certaine intensité. Nous ne reviendrons pas sur ces faits déjà énoncés.

Il est inutile que nous passions en revue l'étude des complications de la fièvre typhoïde si bien faite par M. Hutinel. Typhlites, péritonites ou gastro-duodénites, il n'est pas toujours facile de les distinguer les unes des autres ou d'une rechute; mais, en dehors de leur interprétation, les symptômes existent et révèlent le trouble d'une fonction ou la lésion d'un organe. Il n'y a pas, d'ailleurs, de confusion possible avec la fièvre de convalescence.

En revanche, il est indéniable que l'examen le plus sérieux est parfois impuissant à saisir la cause ou le siège d'une manifestation morbide. Trop souvent, des événements funestes viennent surprendre le médecin le plus prudent et mettre en défaut sa vigilance. Le chien, dit-on, mord sans aboyer. C'est à ces faits de complications méconnues que Homolle et Hutinel font allusion pour expliquer la fièvre de convalescence,

Certes nous savons qu'on a relaté bien des lésions trouvées à l'autopsie, même fort graves, et dont rien durant la vie n'avait manifesté l'existence. Mais alors rien n'attirait l'attention, ce qui n'est pas le cas de nos observations où la fièvre a excité les recherches, non seulement de nos maîtres, de ceux que nous avons cités, mais encore d'un grand nombre de praticiens dont les recherches sont restées également infructueuses. Et cette fièvre n'a pas été passagère, elle a duré jusqu'à 40 jours!

D'ailleurs, c'est bien exceptionnellement qu'une complication reste ignorée jusqu'au bout. Le médecin, en présence de signes peu caractéristiques, hésite il est vrai, mais bien souvent le tact, allant au-delà, soupçonne et saisit la cause qui se dérobe. En tout cas, l'attention est surexcitée; la persistance du signe pathologique, l'appréciation de circonstances secondaires, tout d'abord délaissées, des commémoratifs, l'essai de plusieurs médications, leur échec ou leur succès, finissent, en général, par donner la clef de l'énigme.

Quand la cause morbide est suffisante pour entretenir la fièvre pendant des semaines, il est rare qu'elle ne parvienne pas à se révéler quelque jour d'une manière manifeste. Dans ces cas, d'ailleurs, on ne voit pas la convalescence se continuer sans encombre, le malade marcher vers la santé, supporter ses aliments et dormir son plein sommeil. Il y a lieu de s'étonner que cette complication méconnue ne trouble en rien les progrès du convalescent, si sensible à l'influence des causes les plus légères (1). Rien n'apparaît sous le masque de l'hyper-

(1) Wunderlich, Homolle, Hutinel, voir p. 8. Les auteurs ont

thermie qu'il faut rechercher le thermomètre à la main et qui reste impénétrable à toutes les investigations.

Le champ des complications susceptibles d'être méconnues est peut-être moins étendu dans les maladies autres que la dothiénentérie, chez lesquelles on observe fréquemment la fièvre de convalescence.

Enfin, il est des observations où l'hyperthermie essentielle s'est reproduite à diverses reprises et pendant une durée fort longue, ce qui complique d'autant la recherche de la complication.

Nous ne nous arrêterons pas plus longtemps sur l'hypothèse de la complication méconnue. Elle ne doit pas nous retenir dans l'examen des causes diverses auxquelles on a attribué la fièvre de convalescence.

Après les rechutes et les complications, il convient d'examiner les faits de coexistence de maladies infectieuses. C'est ainsi qu'on a vu coexister avec la dothiénentérie, par exemple, la grippe, le choléra, la scarlatine, la variole (Murchison), la dyphtérie. Nous ne nous appesantirons pas sur ces faits, non plus que sur quelques autres manifestations, peut-être aussi de nature infectieuse, telles que la gangrène pulmonaire (Castan), etc.

Il est cependant une intoxication à laquelle fait songer la seule inspection de nos courbes : la malaria. On connaît la ténacité de l'affection paludéenne et le caractère tout spécial que revêtent les affections fébriles,

insisté sur l'influence des causes les plus légères sur la chaleur des convalescents.

les fièvres traumatiques dans les pays maremmatiques; on en a même abusé, et M. Pécholier s'est élevé contre les exagérations de certains médecins qui confondent trop volontiers la périodicité avec le paludisme.

Mon père me citait l'histoire d'un de ses jeunes amis chez lequel, depuis un voyage à Madagascar, où il prit les fièvres, les indispositions les plus légères éveillent le poison palustre et provoquent des intermittences fébriles qui cèdent rapidement à la quinine. A Toulouse, où j'ai pris mes observations, les grandes inondations de 1875 et les profonds bouleversements produits par les eaux ont fait éclore les manifestations palustres ou, du moins, leur ont donné une intensité jusqu'alors inconnue. Aussi n'a-t-on pas hésité à soupçonner dans les accès fébriles de la convalescence, des manifestations du poison paludéen. Toutefois, ce diagnostic hâtif n'a pu tenir devant un examen sérieux. Dans la fièvre de convalescence, il n'y a rien qui ressemble à l'accès de fièvre; l'insuccès très souvent constaté de la quinine n'est pas fait pour aider à la confusion. D'ailleurs, il n'est pas probable qu'à Nancy on observe bien souvent les fièvres paludéennes. L'idée de manifestations malariennes n'a même pas été envisagée par MM. Bernheim et Neubauer.

La tuberculose donne souvent lieu à des accès fébriles vespéraux contre lesquels échouent maintes fois les antipyrétiques. Ces accès peuvent précéder de plus ou moins loin les premiers symptômes de l'infection bacillaire. On est autorisé à penser à la phthisis incipiens, en présence d'accès fébriles inexpliqués.

Il est rare cependant de ne pas trouver dans les antécédents héréditaires ou personnels, dans le faciès, l'habitus extérieur, dans les déterminations pulmonaires de la maladie qui vient de finir, une confirmation au diagnostic présumé. En général aussi, la santé, loin de se raffermir, s'altère chaque jour, ou, du moins, la convalescence est singulièrement entravée. Rien de tout cela ne se produit dans nos observations.

L'histoire ultérieure du malade fixerait évidemment le diagnostic; mais pareils renseignements sont difficiles à obtenir dans le milieu hospitalier. Ceux que j'ai pu prendre auprès de plusieurs praticiens autorisent à penser qu'il n'y a pas la moindre relation entre les fièvres de convalescence et la tuberculose. Ils ont pu revoir, après de longues années et en parfait état de santé, des malades dont la convalescence fébrile les avait intrigués au plus haut point. Ni M. Saint-Ange, ni M. André n'ont revu à l'hôpital les malades dont l'histoire est racontée plus haut.

On s'est enfin enquis du traitement employé pour y chercher la cause possible de la fièvre de convalescence. Les écarts de régime, les fautes d'hygiène, la fatigue ont été tour à tour incriminés avec maintes causes banales. De pareilles interprétations ne résistent pas à l'examen ; et d'ailleurs, la fièvre n'a jamais été modifiée par des prescriptions contraires à celles que l'on accusait de tout le mal.

On a pu aussi accuser les médicaments employés. L'apyrexie produite par les remèdes appropriés est passagère et bientôt suivie d'une recrudescence ; mais ces faits n'ont aucun rapport avec les nôtres.

On a décrit aussi une fièvre quinique et des médecins prudents ont suspendu l'usage de la quinine, dont ils ne retiraient aucun avantage, dans la crainte d'ajouter une fièvre médicamenteuse à la manifestation fébrile. Mais dans ces conditions, la fièvre résiste à la quinine comme à sa suppression.

Nous avons insisté sur l'insuccès fréquent de la médication antithermique. Nous nous proposons d'y revenir. Disons ici que ce fait seul suffirait à créer une différence entre la fièvre de convalescence et les manifestations fébriles, complications ou rechutes, avec lesquelles on a voulu la confondre.

Nous ne reviendrons plus sur le reproche d'observation insuffisante. Nous en avons assez parlé. L'Allemagne, moins difficile que nous, a depuis longtemps admis la fièvre de convalescence.

Nous ne croyons pas avoir non plus à répondre au reproche possible de simulation.

Disons enfin qu'il ne suffit pas d'une élévation de quelques dixièmes de degré pour affirmer la fièvre de convalescence.

Le Dr Richet a insisté sur ce fait que l'on abusait de la température moyenne du corps humain pour appeler fièvre tout ce qui la dépassait. En réalité, la température des sujets sains varie dans des limites plus étendues qu'on ne le croit en général, et ce fait impose une certaine prudence dans la détermination de l'état fébrile.

THÉORIES DE LA FIÈVRE DE CONVALESCENCE.

Nous avons essayé de démontrer que la fièvre de convalescence est distincte des manifestations fébriles que l'on observe dans le cours de la convalescence des maladies infectieuses.

Après avoir dit ce qu'elle n'est pas, il reste à déterminer la nature de la fièvre de convalescence ou du moins à examiner comment elle a été considérée par les auteurs qui se sont occupés d'elle.

Le professeur Bernheim, dans l'interprétation des faits, s'appuie sur les expériences de Liebermeister. Liebermeister s'est attaché à déterminer les caractères de la fièvre :

1° Chez le fébricitant, la température est plus élevée que chez l'homme sain. Mais cela ne suffit pas, et ce n'est pas produire de la fièvre qu'élever artificiellement la chaleur du corp .

2° Chez le fébricitant il y a augmentation de la production de chaleur. Mais il suffit d'un repas copieux, d'un exercice violent, pour élever la production de chaleur, ce qui n'est pas la fièvre. Le sujet lutte contre l'élévation artificielle de la chaleur produite, et bientôt il a repris la température normale.

3° Chez le fébricitant la température est réglée à un degré supérieur au taux normal. Ainsi un fébricitant dans un bain à 22°, produit deux fois plus de chaleur que dans un bain à 34°; il lutte par une production de chaleur d'autant plus forte que le refroidissement est plus accentué. Le fiévreux dispose cependant pour maintenir sa température de moins de moyens que l'homme sain ; et avec de violentes soustractions de chaleur, on peut abaisser sa température au-dessous même du taux normal. Ce résultat n'est que passager, et en quelques heures la température est remontée au degré fébrile, ce qui prouve que c'est bien le degré thermique auquel se trouve réglé son système nerveux. Cette idée de la régulation de la chaleur du corps humain, développée par Liebermeister, a été émise pour la première fois par James Currie.

Les disciples de Liebermeister ont défendu ses théories, encore soutenues non sans succès, en Allemagne, par Pflüger et ses élèves. Tcheschichin leur a porté le tribut de l'expérimentation physiologique. On connaît son expérience. Il a voulu prouver l'existence d'un centre nerveux modérateur des processus thermogènes, en montrant que les sections de la protubérance en avant du point où se termine la moelle, provoquent de l'hyperthermie (1).

Bernheim accepte l'existence du centre modérateur calorifique, moins d'après l'expérience de Tcheschichin que d'après les idées de Liebermeister et l'observation clinique. Il admet que le système nerveux qui, tout le temps de la maladie infectieuse est resté réglé pour de

(1) On trouvera dans l'art Fièvre de Dechambre (Lereboullet), dans les cliniques de Bernheim, les études classiques de Lorain, le résumé des expériences faites en vue de démontrer le [illegible] la moelle et du bulbe dans la production de la chaleur.

hautes températures, conserve une tendance à reproduire les degrés hyperpyrétiques. La fièvre de convalescence proviendrait de ce que le centre thermorégulateur est réglé à une température trop élevée.

Le Dr Hutinel (thèse de 1882) ne se contente pas de ces hypothèses. « Il ne voit pas bien comment et pourquoi un tel mouvement fébrile évoluerait en vertu de la vitesse acquise, s'il n'y avait pas en quelque point de l'organisme une cause capable de l'entretenir. Dire que le centre thermorégulateur est réglé pour haute température n'est pas donner une explication rigoureuse ; au contraire, l'étude du convalescent n'autorise pas de pareilles conclusions. Le convalescent fait moins de calorique que l'homme sain : comme l'inanitié, il craint le froid et ne se plaint pas de la chaleur. *Il absorbe moins d'oxygène et fait moins d'urée et d'acide carbonique* : le muscle, imparfaitement régénéré, fonctionne d'une manière imparfaite ; les appareils glandulaires se réparent, le repos est à peu près complet. La chaleur produite est à son minimum. Chez le convalescent, les combustions sont parfaites, le travail d'assimilation et de réparation absorbe de la chaleur, bien loin d'en produire... »

Il n'y a rien à ajouter à ce tableau magistral de la convalescence. Et nous nous demandons aussi d'où peut provenir la chaleur fébrile chez un convalescent, la marche normale des processus de la convalescence restant sauve avec intégrité parfaite des fonctions réparatrices. L'hypothèse de la production du calorique par le système nerveux concilierait peut-être les exigences de ces divers faits !

M. le Dr Saint-Ange reconnaît tout ce qu'a d'hypothétique et de peu précis l'explication du professeur Bernheim. Il ajoute : « Ce sont moins des démonstrations « scientifiques que des images et comparaisons desti- « nées à jeter quelque lumière sur un sujet difficile... « Devons-nous invoquer l'habitude acquise du système « nerveux ou une impuissance passagère analogue à « celle qui fait hésiter les premiers pas du malade?... « On est autorisé à penser qu'il existe chez le convales- « cent une sorte d'ataxie de la nutrition, un défaut d'é- « quilibre dans la thermogénèse. Il semble que l'on re- « trouve dans les actes nutritifs la même indécision, la « même *faiblesse irritable* que dans les autres fonctions « qui dépendent du système nerveux. Cet appareil déli- « cat, à peine remis de la secousse violente qui l'a pro- « fondément ébranlé, affaibli en outre par les pertes qu'il « a subies et par le défaut d'alimentation, est devenu à « la fois plus excitable et moins capable de répondre « d'une manière normale aux excitations; de là l'im- « pressionnabilité excessive, l'agitation, l'inaptitude au « travail, l'insomnie, l'impuissance motrice et le besoin « de déplacement, l'exaltation et la perversion de la sen- « sibilité : de là aussi l'irrégularité des battements du « cœur, les palpitations et les syncopes : de là enfin in- « stabilité de la nutrition et de la calorification. »

Mon père a pensé que, dans quelques cas, des causes physiologiques pouvaient donner l'explication des mouvements fébriles survenant durant la convalescence, sans signe de complication. C'est ainsi que, dans un cas, la convalescence fut traversée par des accidents fébriles accompagnés d'une sensation de brisement général des membres sans que l'appétit cessât d'être vorace. Le jeune homme, âgé de 12 ans, ne put se lever que quarante jours après son entrée en convalescence, et l'on put constater alors une croissance considérable dont la fièvre n'avait été que l'écho.

Dans un autre cas, une jeune fille de 14 ans, après une fièvre typhoïde grave, entra en convalescence dans les derniers jours de janvier 1871. La convalescence fut troublée par des exacerbations fébriles accompagnées d'un sentiment d'angoisse et d'un trouble de l'idéation, dont elle avait conscience. Tous ces symptômes, d'ailleurs sans influence sur le retour à la santé, s'amendèrent avec l'apparition des premières règles, le 8 mars.

Ces deux faits ne sauraient être confondus avec la fièvre de convalescence. La fièvre s'y relie à une cause des plus nettes, que l'on ne trouve signalée dans aucune de nos observations.

Ringer s'est demandé si la fièvre postpneumonique ne reconnaîtrait pas comme cause la résorption des produits fibrineux inflammatoires. Une hypothèse si simple s'était présentée à notre esprit dans un cas analogue (obs. XXVII) : l'absence à peu près complète d'expectoration parut lui donner comme une confirmation. Le professeur Lépine a rejeté cette explication en comparant la rareté extrême de cette fièvre avec la constance probable du fait auquel on l'attribue. Il est cependant à remarquer que la fièvre de convalescence s'observe dans les maladies infectieuses : il n'est pas dit que le virus ne joue pas un rôle, encore inconnu, dans sa production.

Fleischl songe à toutes sortes de processus « sans « trouver une genèse certaine : cette fièvre a-t-elle un « rapport avec la formation régressive des ganglions « mésentériques? avec quelque foyer purulent latent? « avec les modifications de la rate ou des muscles? avec « l'appareil uropoiétique? avec la constitution du sang?» On pourrait aller loin dans le champ de ces hypothèses. Mieux vaut s'arrêter!

On a pu invoquer aussi l'effort fait par l'organisme pour se débarrasser des substances nocives et les déchets de la combustion fébrile accumulés dans l'économie.

La lecture des dernières cliniques du professeur Jaccoud nous a fourni des documents d'un haut intérêt pour notre étude. Il est impossible de lire la belle description de la fièvre typhoïde à forme sudorale sans y voir un sujet de comparaison avec nos fièvres de convalescence. Ce n'est pas que nos hyperthermies essentielles puissent être soupçonnées de n'être qu'une forme de fièvre typhoïde. Bien loin de là, dans toutes nos observations la fièvre typhoïde a évolué avec un type qui n'a jamais laissé aucun doute sur sa réalité. Nos fièvres secondaires ne sont pas davantage des rechutes à forme sudorale; les sueurs n'ont guère été notées que deux fois sur nos 20 cas. Et il faudrait toujours trouver une autre explication pour les fièvres de convalescence non post-typhoïdes. Il nous paraît plutôt que le professeur Jaccoud s'est trouvé en présence de fièvres typhoïdes remarquables par l'existence de phénomènes nerveux anormaux.

« Dans tous nos cas, nous citons textuellement, les

« sudaminas sont constants, les taches rosées manquent « rarement, l'hémorrhagie intestinale est fréquente. Le « sujet est parfaitement *compos mentis. Toute la ma-* « *ladie est dans la fièvre*, et comme cette fièvre dure, « comme elle résiste imperturbablement à toute médi- « cation, il semble vraiment, à partir du 8e au 10e jour, « que l'organisme, provoqué à la fièvre par la cause mor- « bide, continue *sans grand dommage* à faire de la fièvre « et des sueurs par une sorte *d'habitude tenace* dont la « puissance est manifeste, visible et indéniable, par une « résistance absolue à la thérapeutique. *L'appareil ca-* « *lorifique est monté suivant un certain mode*, et il fonc- « tionne suivant ce mode anormal sans aucune altéra- « tion organique notable. Le pronostic est favorable... »

Ce court extrait suffit à donner une idée de la nouvelle création du professeur Jaccoud. On pourrait croire, tout d'abord, à une fièvre de convalescence à forme prolongée consécutive à une forme spéciale de dothiénentérie. Quoi qu'il en soit, on ne peut pas méconnaître que M. le professeur Jaccoud donne ici l'appui de sa grande autorité à la doctrine de la régulation thermique nerveuse, aux théories et aux expériences de Liebermeister, Bernheim, Tcheschichin, Pflüger et ses élèves. Ce n'est pas d'ailleurs le seul endroit où le professeur Jaccoud admet la thermo-régulation. C'est par elle encore qu'il explique la fièvre chlorotique, ainsi que nous le verrons.

PATHOGÉNIE DE LA FIÈVRE DE CONVALESCENCE.

Nous voudrions pouvoir apporter un contingent nouveau aux études de nos prédécesseurs. Malheureusement, dans ce sujet d'une grande difficulté, nous ne pouvons que nous fier aux résultats, encore imparfaits, obtenus par les maîtres. C'est à eux que nous nous en tiendrons, en signalant quelques-uns des *desiderata*. Nous ne voulons pas d'ailleurs essayer une explication nouvelle après celles de nos maîtres, mais seulement, à l'abri de leur autorité, signaler le rôle que peut jouer le système nerveux dans la production de l'hyperthermie.

Il ne serait pas sans importance de pouvoir présenter à l'appui de nos observations des analyses d'urine, et mieux de courbes de l'urée et de l'acide carbonique. Une comparaison de leurs chiffres à l'état normal, pendant la maladie, la convalescence et la fièvre secondaire pourrait nous être d'un grand secours. Mais de pareilles recherches exigent des laboratoires et des auxiliaires que nous n'avions pas. Les auteurs qui ont écrit sur la fièvre de convalescence n'ont publié aucun document, et nous en sommes réduit à consulter les travaux qui portent sur la détermination des résidus de la combustion organique dans les pyrexies.

Les résultats sont d'ailleurs complexes et n'ont pas

été acquis sans contestation. La quantité d'urée trouvée dans les urines des fébricitants a été comparée par les uns à la proportion normale de l'urée, par d'autres à la proportion déterminée chez l'homme sain à la diète. De plus, l'urée excrétée par un fiévreux ne représente pas l'urée produite : elle s'accumule dans le sang, probablement par suite du mauvais état des émonctoires; la recherche se complique d'autant. L'urée, en outre, n'est pas le seul terme d'oxydation des albuminoïdes et sa proportion peut rester presque normale, tandis que les autres déchets de la nutrition révèlent l'excès de combustion. L'acide carbonique, dont la recherche est plus compliquée, doit aussi être dosé. Pendant la convalescence, au début surtout, les résultats du dosage de l'urée peuvent être viciés par l'élimination de l'excès d'urée accumulé dans le sang durant la fièvre (1).

Malgré tant de difficultés, il n'en reste pas moins acquis aujourd'hui que les pyrexies s'accompagnent de l'excès des combustions organiques. On s'est demandé s'il y avait une relation absolue entre le degré d'hyperthermie et l'intensité des combustions fébriles. Ces deux phénomènes sont, dans une certaine mesure, indépendants l'un de l'autre, à en croire un grand nombre d'auteurs (Peter, de Mussy, Charcot, Hirtz). Hirtz a démontré que les antipyrétiques abattent la fièvre sans diminuer la proportion d'urée. La fièvre est considérée comme subordonnée à l'excès des combustions, et l'on ne sou-

(1) Le rôle du foie dans la production de l'urée (Brouardel complique encore ces études (Lereboullet).

tient plus guère l'opinion qui considérait l'hyperthermie comme phénomène primordial et originel des combustions organiques.

L'excès des combustions se mesure-t-il exactement à la chaleur produite? Cela n'est pas probable, à en juger par les opinions diverses qui ont été émises sur la production de la chaleur fébrile.

Peut-être néglige-t-on trop aujourd'hui la rétention de la chaleur normale, sur laquelle Traube et Marey ont basé leurs théories de la fièvre. L'abondance d'évaporation cutanée et pulmonaire, la diminution du rayonnement, la contraction et le rétrécissement des artérioles périphériques; de là résulte une suppression presque complète des causes de refroidissement, à laquelle il faut joindre l'abus des boissons chaudes, l'air confiné, le repos au lit sous des couvertures : autant de causes qui ne jouent qu'un rôle très secondaire.

La production de calorique peut, elle-même, tenir à d'autres causes que la combustion organique exagérée. Poincarré dit qu'à l'état normal,le système nerveux dépense, sous forme de mouvements et autres actions nerveuses (sécrétions, idéation), une grande quantité de forces provenant des combustions organiques. Or, dans la fièvre, d'une part, les combustions sont accrues; de l'autre, il y a collapsus nerveux général (inertie musculaire, nerveuse), et, ce que le système nerveux dépensait en équivalent de chaleur,reste du calorique qui se répand partout.

Pour Gubler et Charvot, la suppression, ou tout au

moins la diminution des sécrétions (gastrique, intestinale, hépatique, sudorale, salivaire, etc.), se traduit par la mise en liberté plus grande de la chaleur que consommait le travail chimique nécessaire à ces diverses sécrétions.

De Mussy pense que les altérations du muscle, les hyperthrophies des organes lymphatiques et la production exagérée des globules blancs constituent des sources de calorique qui ne sont pas négligeables.

Marey estime encore que la rapidité du mouvement circulatoire chez le fébricitant produit non seulement le nivellement de la température, mais encore un accroissement dans la production de chaleur.

Wunderlich considère même comme les causes les plus puissantes de la chaleur fébrile, les processus chimiques étrangers à l'état physiologique (combustion de l'hydrogène, décomposition organique rapide, etc.), l'influence vaso-motrice et l'activité morbide des centres nerveux.

Coze, Feltz et Wunderlich font entrer aussi en ligne de compte les fermentations dont le sang est le siège dans les pyrexies.

Le système nerveux possède, en dehors des causes déjà signalées, une influence très grande sur la calorification.

Le professeur Vulpian rapporte l'action du système nerveux aux vaso-moteurs et à l'exaltation des propriétés de la moelle épinière. Par son action sur les vaisseaux du poumon, le système nerveux vaso-moteur fait varier la quantité d'oxygène absorbé et influence ainsi les phénomènes de la thermogenèse animale. Il agit sur eux encore en réglant l'intensité des actes nutritifs dans les appareils sécrétoires, en particulier. Son action sur la déperdition thermique n'est pas moins grande. L'exaltation des propriétés de la moelle épinière accroît la nutrition des organes; la chaleur s'accroît en raison des échanges. Cette action n'a pas de nerfs spéciaux, elle s'exerce par les nerfs qui *règlent* la fonction de l'organe : les nerfs moteurs, sensitifs, sympathiques *règlent* respectivement la nutrition des muscles, des organes et parties auxquels ils se distribuent. M. le professeur Vulpian considère comme thermo-régulateur le rôle du système nerveux.

Cl. Bernard reconnaît au grand sympathique une action calorifique distincte de son pouvoir vaso-moteur. Il jouit aussi d'une action modératrice des combustions organiques.

Le Dr Liégeois a soutenu dans sa thèse que la fièvre était l'exagération des combustions par parésie sympathique, ou une subinnervation générale, à l'appui de laquelle il cite la fièvre curarique produite par le curare, le stupéfiant le plus énergique du système nerveux. (Liouville et Voisin.)

Nous reviendrons ailleurs sur le rôle plus direct que l'observation et l'expérimentation ont permis d'attribuer au système nerveux dans la production de l'hyperthermie.

La fièvre est caractérisée par l'excès des combustions organiques et l'hyperthermie. Mais le rôle primitif est joué par les élements infectieux. Les théories actuelles tendent même à considérer la fièvre comme la réaction de l'organisme contre les intoxications virulentes.

L'hyperthermie existe-t-elle en dehors de la fièvre ? Le mouvement musculaire pathologiquement exagéré, comme dans la chorée ou la paralysie générale, est suffisant pour élever la température périphérique de façon à donner au malade une sensation gênante de chaleur. La température centrale ne paraît pas élevée. Dans ces conditions, les analyses d'urine ont démontré une proportion normale d'urée, et, ce qui est plus étonnant, une proportion moindre des sulfates. Les phosphates sont accrus dans la paralysie agitante, mais la phosphâturie est un symptôme précoce de la maladie.

Les convulsions toniques élèvent la température centrale d'une manière excessive. C'est ainsi que l'on explique l'hyperthermie du tétanos. Richelot a voulu décrire une fièvre tétanique ; mais les analyses d'urée ont donné des résultats fort contradictoires. Tandis que Sénator n'a jamais vu l'urée dépasser la normale, quelques auteurs ont vu sa proportion doublée ; d'autres, à peine augmentée ; d'autres, diminuée (Grasset, Charcot).

L'état de mal hystéro-épileptique diffère peu de l'état de mal épileptique en tant que phénomènes extérieurs. Il existe toutefois une différence énorme au point de vue pronostique et thermique. Dans l'état de mal hystéro-épileptique la température est normale ; dans l'état de mal épileptique le thermomètre s'élève à 41°, 42° et le pronostic est des plus graves. La différence entre ces deux états n'est cependant pas si absolue que l'état de mal hystéro-épileptique ne puisse atteindre les degrés thermiques et la gravité pronostique de l'état épileptique. Il est possible que l'hyperthermie n'ait pas pour cause unique les convulsions cloniques et toniques. N'est-elle pas, comme celles-ci, le résultat d'un trouble nerveux mal défini?

On a reconnu que, dans les cas de guérison, la température restait élevée longtemps après la cessation des contractions musculaires. Dans ces cas, la chaleur est-elle produite en dehors des convulsions ou bien le système nerveux reste-t-il réglé à des températures hyperpyrétiques?

Les auteurs (C. de Gassicourt) insistent beaucoup sur la gravité différente de l'hyperthermie selon qu'on la considère dans telle ou telle maladie. Dans la fièvre typhoïde, les hautes températures n'effraient pas comme dans la scarlatine ou le rhumatisme et surtout le rhumatisme cérébral.

Dans cette dernière affection, l'hyperpyrexie est redoutable et s'accompagne constamment de phénomènes nerveux graves. Les bains froids qu'on dirige contre le rhumatisme cérébral donnent d'excellents résultats. Dans l'interprétation de ceux-ci, les uns voient une action sédative, névrosthénique, régulatrice, les autres n'envisagent que la suppression du calorique et l'abolition des phénomènes graves par la ruine de l'hyperthermie. Mon ami le Dr Bosc, a bien voulu me communiquer une observation de M. le professeur Kiener dans laquelle une attaque fort grave de rhumatisme cérébral évolua avec une température qui atteignit à peine 39°. Cette fièvre peu vive ne s'accompagnait pas moins des phénomènes cérébraux les plus intenses. Une issue fatale fut longtemps à craindre malgré la médication instituée par les bains froids. Il n'y a ici à songer nullement à l'hyperthermie pour expliquer les troubles nerveux. Ne serait-elle pas elle-même un trouble nerveux, inconstant?

Nous citerons encore les hyperthermies observées dans certaines attaques d'apoplexies, dans l'éclampsie, dans les attaques épileptiformes et apoplectiformes des vieilles hémiplégies, des ramollissements anciens, de la paralysie générale et de la sclérose en plaques.

On peut se demander si, dans ces diverses circonstances, l'hyperthermie ne constitue pas un symptôme nerveux au même titre que le délire, les vociférations ou les convulsions. Plusieurs auteurs ont essayé d'appuyer cette idée sur des expériences. Richet (Revue de Hayem 1884) a décrit une fièvre traumatique nerveuse provoquée par l'excitation de certains centres de l'écorce cérébrale.

Aronnsshon, Zunst ont prouvé (Sem. Méd. déc. 1884 et avril 1885) que l'introduction d'une aiguille près du noyau caudé élève la température à 42°, en même temps que l'animal en expérience excrète un excès d'azote et d'acide carbonique.

L'excitation de la protubérance provoque une élévation considérable de la température (Haidenhain, Brucke, Gunter).

Tcheschichin, en sectionnant la protubérance en avant au point où se termine la moelle allongée, produit une hyperthermie intense. La section de la moelle au bulbe produit au contraire un abaissement progressif de la température. Sur ces deux expériences, Tcheschichin a basé sa théorie du centre régulateur de la chaleur animale.

Cl. Bernard a toujours provoqué par la section de la moelle un abaissement de température.

Les fractures du rachis, les broiements de la moelle (Nauynn) ont provoqué une élévation de température progressive pourvu que l'on s'opposât au rayonnement par l'enveloppement du sujet. (1)

Enfin, les physiologistes ont démontré que l'excitation des nerfs périphériques produisait une élévation thermique considérable.

Les observations cliniques et les expériences ont invité les auteurs à définir le rôle du système nerveux sur la calorification. La thermo-régulation est la théorie qui compte le plus de partisans. Défendue en Allemagne par Liebermeister, Biermer, Frédérick, Finkler, Pfluger, et ses élèves, elle est admise en France par le professeur Jaccoud, les Dr Voisin, Richet, etc. D'autres auteurs reconnaissent, sans le préciser, le rôle considérable que joue le système nerveux sur la thermogenèse.

Beaucoup d'auteurs ont cité fréquemment des mouvements fébriles que l'on n'a pu rattacher qu'à des terreurs subites, à des émotions violentes. L'émotion, la fatigue, la douleur ont été souvent considérées comme ayant pu déterminer des mouvements fébriles dont il était impossible de trouver ailleurs la cause (Bernheim).

Voisin, en présence de fièvres intermittentes rebelles au quinquina se demande (Un. Méd., 10 oct. 1884) si la

(1) Voir les obs. de Brodie (1837), de Billroth, Olivier d'Angers, etc.

moelle n'avait pas pris l'habitude de réagir d'une manière exagérée contre l'action du poison palustre... Cette idée le conduit à employer le bromure qui a un prompt et plein succès.

La fièvre hystérique, dont l'existence est encore discutée, ne serait-elle pas une manifestation purement nerveuse. Le système nerveux ne ferait-il pas la fièvre comme il fait les convulsions ? (Bernheim.)

La fièvre chlorotique tend à entrer dans le domaine de la science sous le patronage de M. Mollière, de Lyon, et du professeur Jaccoud. La fièvre chlorotique est-elle une pyrexie véritable ou ressortit-elle à une action névrothermique ? M. Mollière penche pour la première explication, bien que les analyses d'urine n'aient jamais montré une proportion d'urée supérieure à la normale (Lyon Méd., 1884). Le professeur Jaccoud incline, au contraire, vers la seconde hypothèse. Il s'appuie sur l'existence des centres thermo-régulateurs et sur les expériences de Rosenthal qui prouvent que la diminution de l'oxygène du sang est un excitant des centres respiratoires bulbaires. « Ce mode anormal de respiration est produit, « soit par l'anoxhémie absolue qui résulte d'une di- « minution réelle de l'oxygène, soit par l'anoxhémie « relative qui résulte de l'augmentation de l'acide car- « bonique. Nous savons, au surplus, que cette pertur- « bation de la fonction respiratoire, est un symptôme « constant des chloroses graves. Appuyé sur ces « données positives, je ne crois pas que ce soit pousser « trop loin l'analogie que d'admettre une action simi- « laire de l'anoxhémie sur les foyers calorifiques... Ces

« foyers (Schiff, Brown-Séquard, Cl. Bernard, Tcheschi-
« chin) ont pour fonction de régler la production de la
« chaleur organique comme les centres respiratoires
« règlent la fréquence et l'amplitude des mouvements de
« la respiration. Les choses étant ainsi, je pense que l'a-
« noxhémie excite les centres calorifiques comme elle
« excite les centres respiratoires et qu'elle produit l'é-
« lévation de la température... Les faits présentés par
« nos malades nous enseignent qu'il y a un rapport
« rigoureux entre le degré de l'anoxhémie (c'est-à-dire
« le degré de la pénurie globulaire) et le degré de la
« continuité de l'élévation thermique... Une autre
« preuve en faveur de notre interprétation, c'est l'im-
« puissance de la quinine sur la fièvre de notre chloro-
« tique. » (Cliniques, 1885).

Le professeur Jaccoud a exprimé des idées analogues sur la forme sudorale de la fièvre typhoïde. Nous donnons plus haut un extrait de ce chapitre.

Nous ne reviendrons pas non plus sur les citations du professeur Bernheim, de nos maîtres MM. les Drs André et Saint-Ange qui prouvent leur acquiescement à ces idées.

Cherchewski, de Saint-Pétersbourg (Revue de Hayem, 1884), a décrit, sous le nom de *thermonévroses*, des hyperthermies essentielles, des fièvres sans lésions organiques, qu'il rapproche des élévations de température dans le cathétérisme, les attaques hystéro-épileptiques, les attaques épileptiformes de la sclérose en plaques et de la paralysie générale, dans la fièvre chlorotique. Ce sont des observations d'hyperthermie coïncidant avec une accélération du rhythme cardiaque et des phénomènes nerveux très variés. « Ce sont les hyperthermies d'origine centrale : il est impossible de penétrer plus avant dans leur mécanisme. »

Finkler (Revue de Hayem, 1884) va même jusqu'à considérer la fièvre comme une sorte de névrose consistant essentiellement en une altération morbide du système nerveux, régulateur de la température.

L'influence du système nerveux sur la thermogenèse étant admise, il resterait à déterminer en quoi consiste cette action, et comment la chaleur est produite.

Il est difficile de répondre à cette dernière question. Nous avons énuméré plus haut les causes de production du calorique et, la plus puissante, la combustion organique. Mais quand on observe, avec l'hyperthermie, un excès d'urée, surtout si cet excès est peu considérable, il y a lieu de se demander si l'hyperthermie n'a pas suffi à la produire. En effet, l'élévation artificielle de la tempériture (bains, étuves) est, en général suivie d'une sécrétion d'urée supérieure à la normale (Krishaber, Peter, clin. de Bernheim).

Il est des cas dans lesquels la combustion organique ne paraît avoir joué aucun rôle dans l'élévation de la température. Ainsi, dans ses recherches sur la fièvre chlorotique, Mollière n'a jamais observé une augmentation dans la proportion d'urée excrétée.

Dans nos observations de fièvre de convalescence, les sujets ont continué à reprendre des forces, la convalescence a suivi son cours normal, ce qui ne se serait sans doute pas produit si l'hyperthermie eût été provoquée par l'exagération des combustions intimes.

Quant au rôle du système nerveux, il ne nous appartient pas d'en pénétrer la nature. Pour certains auteurs, les phénomènes de thermogenèse nerveuse sont réductibles à l'action vasomotrice. Pour Cl. Bernard, le sympathique jouit d'une action calorifique spéciale. Pour d'autres, la moelle est le centre thermorégulateur; Tcheschichin y trouve un centre thermo-modérateur; Heidenhain y voit un centre producteur de la chaleur animale. Pour d'autres (Richet, Arronshon), ce point thermogène serait dans le cerveau.

Nous verrons, dans le chapitre suivant, que le traitement apporte à la doctrine de la thermogenèse nerveuse un contingent de preuves qui n'est pas à négliger.

Quelques auteurs ont voulu invoquer l'accoutumance du système nerveux. L'habitude, la vitesse acquise leur ont servi à expliquer la production du calorique par le système nerveux après la cessation des causes pyrétogènes. Il est difficile de se rendre compte du mode d'action de l'accoutumance sur les centres thermorégulateurs. Cependant beaucoup d'auteurs la considèrent comme réelle. C'est sur l'accoutumance qu'est fondé le traitement de Trousseau contre la constipation. Les sujets qui ont eu les fièvres paludéennes restent aptes à réaliser des accès intermittents sous la moindre influence et en dehors d'une nouvelle intoxication. La quinine échoue, tandis que le bromure réussit. Nous avons vu que la fièvre créée par l'état de mal persistait après sa guérison. Les sujets hystériques gardent souvent d'une manière indéfinie des contractures ou des paralysies accidentellement produites et qui disparaissent sous une influence fortuite. On sait aussi que certains sujets réalisent à tout événement des accidents nerveux qui leur sont habituels.

Pour d'autres, ce n'est pas l'habitude, mais l'anoxhémie qui influe sur le système nerveux. Nous avons vu que l'anoxhémie était capable d'exciter les centres calorifiques et respiratoires du bulbe. Cherschewski et Jaccoud partagent cette opinion. Or, précisément, le convalescent absorbe moins d'oxygène et ses combustions sont plus parfaites qu'à l'état normal (1). On pourrait donc admettre qu'il est dans un état d'anoxhémie relative propre à exciter ses centres thermogéniques déjà réglés, de par l'hyperthermie typhique ou morbide, à une température très supérieure à la normale.

Que pouvons-nous conclure de cette étude ?... L'influence du système nerveux sur la thermogenèse ne nous paraît pas à rejeter. Elle a pour elle les autorités les plus graves. Il serait cependant prématuré, et, pour nous, imprudent, de choisir entre les partisans des centres régulateurs, modérateurs ou producteurs du calorique normal. Nous nous contenterons de nous placer sur le terrain de la thermogenèse nerveuse et des expériences sur lesquelles elle est appuyée.

La fièvre de convalescence serait, pour nous, indépendante des combustions pyrétogènes ou de l'excès de combustions organiques. Ce qu'on pourrait exprimer en di-

(1) Voir Hutinel. Thèse d'agrégation, v. plus haut, p. 65.

sant qu'elle est non pas une fièvre, mais une thermonévrose. Il resterait à pénétrer plus avant dans sa nature et à rechercher le rôle du système nerveux sur la thermogenèse, à déterminer quelle peut être, sur le système nerveux thermogène, l'influence des produits inflammatoires résorbés (Ringer), de l'accoutumance ou de la vitesse acquise (Bernheim), de l'ébranlement et de la dénutrition nerveuse (Saint-Ange), de l'anoxhémie relative (Jaccoud). On pourrait admettre que la convalescence, par l'anoxhémie et la dénutrition, prédispose aux névroses et principalement aux névroses thermiques, ou que les quatre causes, que nous venons de rapporter à leurs auteurs, agissent, pour élever la température des convalescents, sur le système nerveux, soit considéré en général, soit, plus particulièrement, sur les centres (encore peu précisés) préposés à la régulation ou à la production du calorique. Des causes plus haut énoncées, celle de Ringer paraît la plus problématique.

TRAITEMENT

Nous ne voulons pas insister sur le traitement de la convalescence. Il repose, selon le précepte de Brochin, sur les indications suivantes : donner au convalescent des aliments d'une digestion facile, — manger peu et souvent, — mâcher beaucoup les aliments, — varier leur nature et leur préparation, — recommander les promenades, l'air et le soleil, l'exercice modéré, — éviter les émotions, la fatigue, etc.

Nous n'avons pas à parler non plus du traitement des rechutes ou des complications.

Lorsque la convalescence a commencé, l'hyperthermie (nous l'avons vu) peut persister ou revenir après quelques jours d'apyrexie. Nous avons appris à reconnaître la fièvre de convalescence ; il reste à indiquer les moyens de la combattre. Les auteurs ont insisté surtout sur la diète et les antipyrétiques.

Nous avons parlé déjà de la diète et de ses dangers. Il est prudent, sans doute, à l'apparition de l'hyperthermie, de suspendre les aliments solides pour en rester aux potages, au lait, à la crème, confiture, etc. Mais quand la suite a démontré, ce qui ne tarde guère, qu'on se trouve en présence de la fièvre de convalescence, il ne faut pas insister sur la diète. Les aliments sont parfaitement supportés par le convalescent. Ils sont vivement réclamés par lui. Il se sent, comme nous l'avons dit, assez de forces pour quitter l'hôpital, si on les lui refuse, et, chez lui, pour faire partager sa conviction à son entourage. Nous avons insisté ailleurs sur les effets funestes de la diète prolongée sur le seul indice de l'hyperthermie. Les praticiens habiles n'hésitent pas à composer avec les réclamations de leur client. Ils sauvent ainsi leur réputation qu'eût compromise un excès de précautions inutiles.

De ce que nous considérons la diète comme funeste, il ne s'ensuit pas que l'hyperthermie doive être abandonnée sans frein à elle-même. Nous ne partageons pas, il est vrai, les craintes de bien des médecins au sujet de l'hyperthermie; la fièvre de convalescence, même prolongée, ne nous a jamais paru redoutable. Cependant, il est prudent de diriger contre elle les ressources de la thérapeutique et de ne pas se fier uniquement à la nature.

Les médicaments employés contre la fièvre de convalescence ont été des plus divers; leur succès, des plus variables.

Nous n'étudierons pas l'effet des antipyrétiques récents (kairine, antipyrine) sur lesquels nous n'avons aucune expérience. Entre les mains de nos maitres de Toulouse, leur emploi n'a pas répondu à l'espérance qu'on fondait sur eux. La quinine, la digitale, l'aconit, les bains ont été surtout dirigés contre la fièvre de convalescence.

La quinine employée aux doses moyennes de 0,80 à 1 gr. n'a donné, dans la fièvre secondaire, que des résultats médiocres et, en général, inférieurs à ceux obtenus dans le cours de la maladie. Elle a échoué entre les mains de nos maîtres MM. André et Saint-Ange, ainsi qu'on le voit aux observ. I, II, III, etc. Le professeur Jaccoud et M. Vallin ont aussi noté l'insuccès de la quinine contre la fièvre chlorotique, la forme sudorale de la dothiénentérie et certaines formes de la malaria. Ils ont conclu de ces faits à l'existence d'une véritable fièvre nerveuse. MM. Bernheim et Neubauer ont expérimenté en grand la quinine contre la fièvre de convalescence. Dans quelques observations, le médicament à eu du succès ; cependant, dans les cas un peu rebelles, il a échoué complètement. Il a fallu des doses de 1 gr. 50 et 2 gr. pour obtenir un abaissement de l'hyperthermie, abaissement passager suivi d'une recrudescence de la fièvre.

Faut-il voir dans ces faits une confirmation des idées du Dr Pécholier et du professeur Bouchard? Pour ces maîtres, les antipyrétiques, et la quinine en particulier, n'agiraient que comme antiseptiques et antizymasiques. La quinine, en effet, n'agit pas sur toutes les hyperthermies, mais seulement sur celles qui accompagnent quelques maladies infectieuses, la malaria et la dothiénentérie par exemple. Elle est sans action, aux doses ordinaires, contre mainte autre fièvre, contre les fièvres de convalescence, de chlorose etc., dans tous les cas où le système nerveux fait la fièvre, et non pas les ferments pathogènes, justiciables de la quinine.

Nous disons aux doses ordinaires, c'est-à-dire 1 gr. à 1 gr. 50, car nous tenons de M. le Dr Bosc que le professeur Kiener, reprenant les idées de Briquet et Monneret, administre la quinine à la dose de 4 gr. Il estime qu'à cette dose seule, on obtient de ce remède tout son effet antithermique. Nous n'irons pas plus avant dans cette question que nous ne saurions résoudre. Qu'il nous suffise de rappeler l'insuccès de la quinine dans nos observations et d'en tirer un argument contre l'hypothèse d'accidents palustres.

Citons enfin les propres paroles du professeur Jaccoud contre le danger qu'il y a à administrer à fortes doses la quinine contre une hyperthermie qui n'en est nullement modifiée. « Pour lutter contre des accidents fébriles tenaces que l'on croit représenter une forme grave d'impaludisme, on abreuve le malade de quinine à doses élevées et répétées ; les accidents pseudo-pernicieux qui apparaissent ne sont que le résultat de l'intoxication quinique. »

Le professeur Bernheim, en présence du peu de succès de la quinine, n'a pas hésité à employer la digitale à laquelle l'école de Strasbourg a toujours attribué de grandes vertus antifébriles. A doses assez fortes, elle a paru avoir sur la fièvre de convalescence une action plus sûre que la quinine. Cependant, contre les cas rebelles, elle n'a donné, comme la quinine, qu'une apyrexie passagère. Nous n'insisterons pas sur les dangers que présente l'emploi prolongé de la digitale.

Entre nos mains et celles de nos maîtres la digitale a donné dans la fièvre typhoïde des résultats encourageants. Mais elle est restée sans succès contre la fièvre de convalescence, même unie à la quinine et à l'aconit.

Les bains froids et tièdes ont été employés par Fleischl contre la fièvre de convalescence. Il paraît avoir obtenu d'excellents résultats. Dans les quatre observations traduites par Neubauer, la fièvre n'a résisté que cinq à six jours à leur emploi. Dans un cas, cité plus haut, mon père a employé les bains tièdes avec moins de bonheur. Nous n'hésiterions pas à nous servir de ce mode de traitement, si ceux qui nous restent encore à décrire venaient à échouer.

Il est un médicament qui, plus que la quinine et la digitale, est indiqué contre la fièvre de convalescence et l'hyperthermie nerveuse, en général.

Chez le sujet dont il s'agit dans notre XIIIe obs., nous avions en vain essayé les remèdes précédents. Leur insuccès avait convaincu notre maître le Dr André que nous étions en présence d'une fièvre de convalescence ; il tira des idées du professeur Bernheim une réalisation thérapeutique que le professeur de Nancy avait méconnue. Dans le but de combattre la thermogenèse nerveuse, M. André (de Toulouse) s'adressa au bromure de potassium le 21 mai 1884. — Le résultat fut des plus rapides et des plus remarquables. La fièvre fut vaincue en trois jours, après une longue résistance à la quinine et aux antipyrétiques.

Nous ne connaissions encore, à cette époque, aucun exemple de l'emploi du bromure contre la fièvre.

En Russie, Cherschewski venait de créer les thermonévroses sur lesquelles il publiait un travail dans la revue de Hayem (voir Revue 1884.) Il avait observé que les antipyrétiques étaient sans effet et avait retiré d'excellents résultats de l'emploi du bromure.

Le 10 octobre 1884, à la Société méd. des Hop., MM. Huchard et Vallin rapportaient plusieurs succès obtenus au moyen du bromure contre des fièvres intermittentes rebelles à la quinine, à l'arsenic et à l'hydrothérapie. Vallin interprétait ces résultats par une action du médicament sur la moelle habituée à réagir d'une manière anormale contre le poison palustre.

Le professeur Jaccoud (1885) apporte des observations de fièvre chlorotique et de fièvre typhoïde sudorale rebelles à la quinine. Il émet franchement l'opinion que ces hyperthermies sont engendrées directement par le système nerveux. Le bromure est le médicament le mieux indiqué contre ces manifestations fébriles.

M. le Dr Saint-Ange, entre les mains de qui ont échoué tous les antipyrétiques dirigés contre la fièvre de convalescence, est d'avis qu'il est rationnel de tenter contre elle l'emploi du bromure de potassium.

Mon père me cite encore le fait suivant à l'appui des résultats heureux fournis par le bromure dans certaines fièvres. Un homme jeune, alcoolique, est atteint d'une attaque apoplectiforme suivie de céphalalgie, délire et autres troubles nerveux. La température s'élève à 40°. Saignée, sangsues, diète, purgatifs, compresses froides, restèrent sans effet. Tous ces accidents, fort inquiétants, cédèrent en deux jours au bromure de potassium.

Nous n'insisterons pas davantage sur l'action antithermique du bromure, suffisamment démontrée par les faits. Son emploi doit être recommandé, non seulement contre la fièvre de convalescence, la fièvre de chlorose et autres fièvres nerveuses, mais aussi dans toutes les pyrexies où les médicaments antipyrétiques ordinaires échouent.

Les inhalations d'oxygène ont été recommandées par certains auteurs contre les fièvres nerveuses. Cherchewski les a employées avec succès contre ses thermonévroses; et Jaccoud, contre la fièvre chlorotique. Ces auteurs partent de ce fait que l'anoxhémie absolue ou relative est un excitant des centres calorifiques comme des centres respiratoires. Nous avons vu comment cette anoxhémie était, pour le professeur Jaccoud, un élément de la fièvre de chlorose.

On peut se demander si elle ne joue pas un rôle dans la fièvre de convalescence. — Le convalescent, dit Hutinel, absorbe moins d'oxygène; ses oxydations sont plus complètes. — On peut se demander s'il n'y a pas là l'anoxhémie relative telle que l'a conçue le professeur Jaccoud, susceptible d'irriter les centres calorifiques. Dans cette hypothèse, les inhalations d'oxygène auraient un excellent résultat dans la fièvre de convalescence.

Elles n'ont jamais été employées, que nous sachions, dans ce but. Et nous ne pouvons que recommander leur emploi, comme parfaitement rationnel, si le bromure et les bains viennent à échouer.

CONCLUSIONS.

I. — La fièvre de convalescence décrite par MM. Biermer, Fleischl, Neubauer, Bernheim et Saint-Ange, existe réellement.

II. — Elle doit être distinguée des fièvres qui surviennent pendant la convalescence, attribuables à des rechutes, à des complications, à des écarts de régime, à des actions médicamenteuses. Elle ne doit pas être confondue avec la malaria, la tuberculose, la fièvre de croissance, etc.

III. — La fièvre de convalescence s'observe consécutivement à la dothiénentérie, la pneumonie, la variole, la scarlatine, la rougeole, etc.

IV. — La fièvre de convalescence est caractérisée par l'hyperthermie existant seule, sans accidents qui rappellent une complication quelconque, sans inappétence, sans trouble ni arrêt de la convalescence.

V. — La fièvre de convalescence tantôt suit directement la fièvre infectieuse, tantôt en est séparée par une apyrexie de 1 à 15 jours. L'hypertermie, habituellement vespérale, atteint un degré assez élevé, 39 à 41°. Elle dure de 6 à 41 jours. Sa chute est en général assez rapide.

VI. — Le pronostic est absolument bénin. Il faut se défier des complications créées par l'abus de la quinine et par une diète intempestive.

VII. — Les théories de la fièvre de convalescence reposent sur la résorption des produits inflammatoires (Ringer); sur l'hypothèse de centres thermomodérateurs réglés à une température trop élevée (Bernheim); ou de centres thermogènes irrités par une anoxhémie relative (Jaccoud).

VIII. — Le système nerveux joue un grand rôle dans la production du calorique, ainsi qu'il ressort de l'observation, de l'expérimentation, de la clinique et des effets thérapeutiques. Cependant les physiologistes ont voulu prématurément établir des centres modérateurs, producteurs, régulateurs de la chaleur dans le cerveau, le bulbe ou la moelle.

IX. Quoi qu'il en soit, la fièvre de convalescence nous paraît comparable à la fièvre de chlorose, aux thermonévroses. Est-elle une thermonévrose essentielle ou devons nous admettre l'influence sur le système nerveux thermogène, thermorégulateur ou thermomodérateur, de la résorption des produits inflammatoires, de l'accoutumance, de l'anoxhémie relative de la convalescence ?

X. — Le traitement de la fièvre de convalescence par la quinine, la digitale, les antipyrétiques, a été sans résultats.

XI. — Le bromure employé par M. André et par Cherchewski a donné d'excellents résultats : preuve nouvelle à l'appui de la nature nerveuse de cette fièvre.

XII. — Les bains ont aussi donné des succès. Enfin, les inhalations d'oxygène devraient être employées, si l'on veut s'attaquer à l'anoxhémie comme cause de cette fièvre.

BIBLIOGRAPHIE.

Ouvrages classiques: Jaccoud, Dieulafoy, Laveran, Teissier, Grasset, Charcot, Grisolles, Vulpian, Marey, Claude Bernard.

AZAMBRE. Thèse de Paris, 1877. Rechutes dans la fièvre typhoïde.

BATTLE. Montp. Méd., 1884. Récidives dans la fièvre typhoïde.

Pr. BERNHEIM. Leçons cliniques. Nancy, 1877.

BIERMER. Zurich.

BROCHIN. Dict. Dechambre. Convalescence.

BOUCHARD. Congrès de Copenhague, 1884.

BROTHIER. Thèse de Paris, 1882. Fièvre typhoïde apyrétique.

CADET DE GASSICOURT. Leçons cliniques, 1884.

CHARVOT. Thèse de Paris, 1871. Pouls et température durant la fièvre, etc.

CHERSCHEWSKI. Thermonévroses, in. Revue de Hayem, 1884.

DUCASTEL. Thèse d'agrégation, 1878. Température élevée dans les maladies.

FINKLER. Revue d'Hayem, 1884. Fièvre.

FLEISCHL. Thèse Zurich. Fièvre secondaire.

GUYARD. Thèse de Paris, 1877. Fièvre typhoïde à rechutes.

GAVARRET. Dictionnaire Dechambre. Chaleur animale.

GRAVES. Leçons cliniques. Traduction Jaccoud.

GRIESINGER. Maladies infectieuses. Traduction de Labadie-Lagrave.

HIRTZ. Dictionnaire Jaccoud. Fièvre. Chaleur animale.

HOMOLLE. Revue Hayem, t. X. Revue sur la fièvre typhoïde.

HUTINEL. Thèse d'agrégation, 1882. Convalescence et rechutes dans la fièvre typhoïde.

JACCOUD. Cliniquesde la Pitié, 1885.

Landouzy. Thèse d'agrégation, 1880. Paralysies dans les maladies aiguës.

Lépine. Dictionnaire. Pneumonie.

Lereboullet. Dictionnaire Dechambre. Fièvre.

Liégeois. Thèse de Nancy, 1877. Hyperthermie dans les maladies.

Lorain. Etudes de clinique médicale, 1877.

Meunier. Thèse de Paris, 1883. Fièvre à rechutes.

Mollière (H.) Lyon médical, 1884. Fièvre de chlorose.

Murchison. Traité de la fièvre typhoïde.

Mussy (G. de) Traité de la fièvre typhoïde. Clinique médicale.

Neubauer. Thèse de Nancy, 1877. Fièvre de convalescence.

Pécholier. Action antizygmasique de la quinine, 1885.

Perrin. Thèse de Paris, 1877. Rechutes dans la fièvre typhoïde.

Peter. Cliniques. Comptes rendus de l'Académie de médecine.

Redard. Etudes de thermométrie clinique, 1885.

Rathery. Thèse d'agrégation, 1875. Accidents de la convalescence.

Raynaud. Gazette Hebdomadaire, 1877. Fièvre typhoïde à rechutes.

Saint-Ange. Fièvre de convalescence, 1885.

Vallin. Société médicale des hôpitaux, 1884.

Wunderlich. Thermométrie clinique.

Zunst-Aronsshon. Semaine médicale, 1884-1885. Thermogenèse nerveuse.

Paris. — A. Parent, imprimeur de la Faculté de médecine, / Davy, successeur, 52, rue Madame et rue Monsieur-le-Prince, 14.

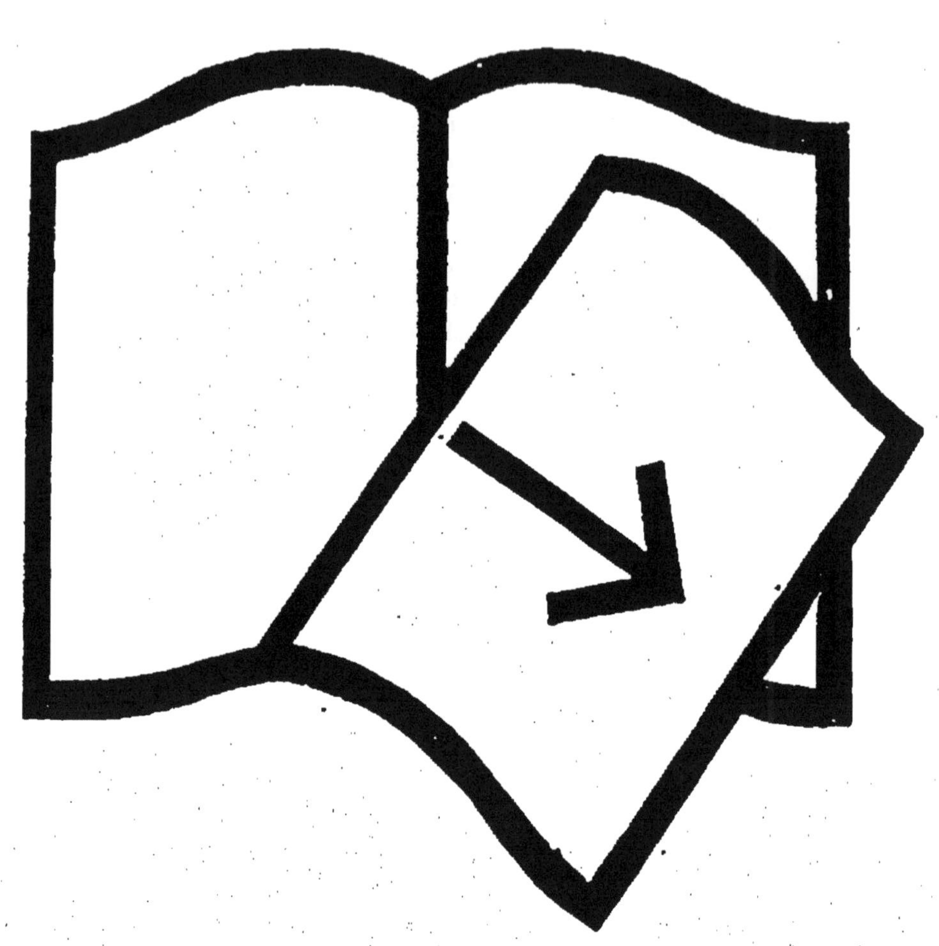

Documents manquants (pages, cahiers...)

NF Z 43-120-13

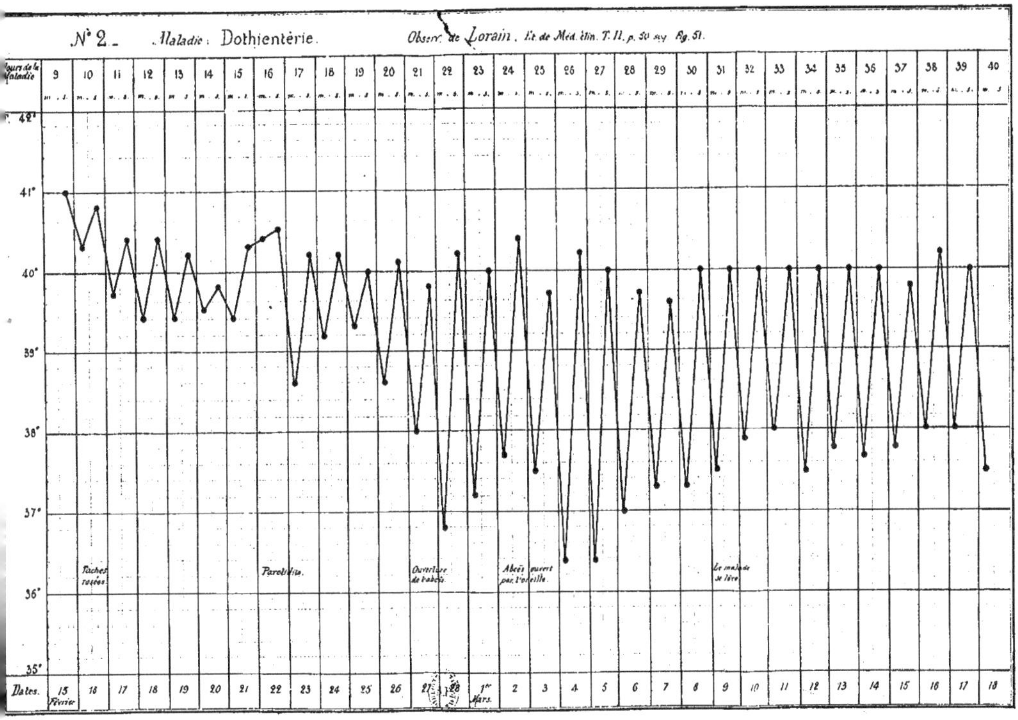

N° 2. — Maladie : Dothientérie. Observ. de Lorain. Ét. de Méd. clin. T. II, p. 50 sq. fig. 51.

Jours de la Maladie	9	10	11	12	13	14	15	16	17	18	19	20	21	22	23	24	25	26	27	28	29	30	31	32	33	34	35	36	37	38	39	40
	m. s.	m. s.	m. s.	m. s.	m. s.	m. s.	m. s.	m. s.	m. s.	m. s.	m. s.	m. s.	m. s.	m. s.	m. s.	m. s.	m. s.	m. s.	m. s.	m. s.	m. s.	m. s.	m. s.	m. s.	m. s.	m. s.	m. s.	m. s.	m. s.	m. s.	m. s.	m. s.
Dates.	15 Février	16	17	18	19	20	21	22	23	24	25	26	27	28	1er Mars	2	3	4	5	6	7	8	9	10	11	12	13	14	15	16	17	18

T. 42° 41° 40° 39° 38° 37° 36° 35°

Taches rosées.

Parotidite.

Ouverture de l'abcès.

Abcès ouvert par l'oreille.

Le malade se lève.

N° 3. Maladie : Fièvre typhoïde. Hôpital St Jacques Salle N. Dame.

Jours de la Maladie.	Dates.	m. s.
4	23 Avril	
5	24	Quinine 0,60.
6	25	
7	26	Taches rosées.
8	27	
9	28	
10	29	
11	30	
12	1er Mai	
13	2	
14	3	
15	4	
16	6	
17	6	
18	7	
19	8	
20	9	
21	10	
22	11	Aliments légers.
23	12	
24	13	
25	14	
26	15	Quinine 1 gr.
27	16	id.
28	17	id.
29	18	id.
30	19	id. Avenit
31	20	id.
32	21	Brômure 2 gr.
33	22	id.
34	23	
35	24	

T. 42° — 41° — 40° — 39° — 38° — 37° — 36° — 35°

N° 4. — Fièvre typhoïde. *Emprunté à Neubaer.*

Jours de la Maladie	40	41	42	43	44	45	46	47	48	49	50	51	52	53	54	55	56	57	58	59	60	61	62	63	64	65	66	67	68	69	70	71
Dates	21 Octobre	22	23	24	25	26	27	28	29	30	31	1er Nbre	2	3	4	5	6	7	8	9	10	11	12	13	14	15	16	17	18	19	20	21

Each day is marked m. s.

Temperature scale: 42°, 41°, 40°, 39°, 38°, 37°, 36°, 35°

N° 5. Pneumonie droite. — *Hôpital St Jacques. Salle St Joseph. 3.*

Jours	5	6	7	8	9	10	11	12	13	14	15	16	17	18	19
Dates	6	7	8	9	10	11	12	13	14	15	16	17	18	19	

Temperature scale: 40°, 39°, 38°, 37°

Vésicatoire. *Herpès labial.* *Aliments.* *Sortie.*

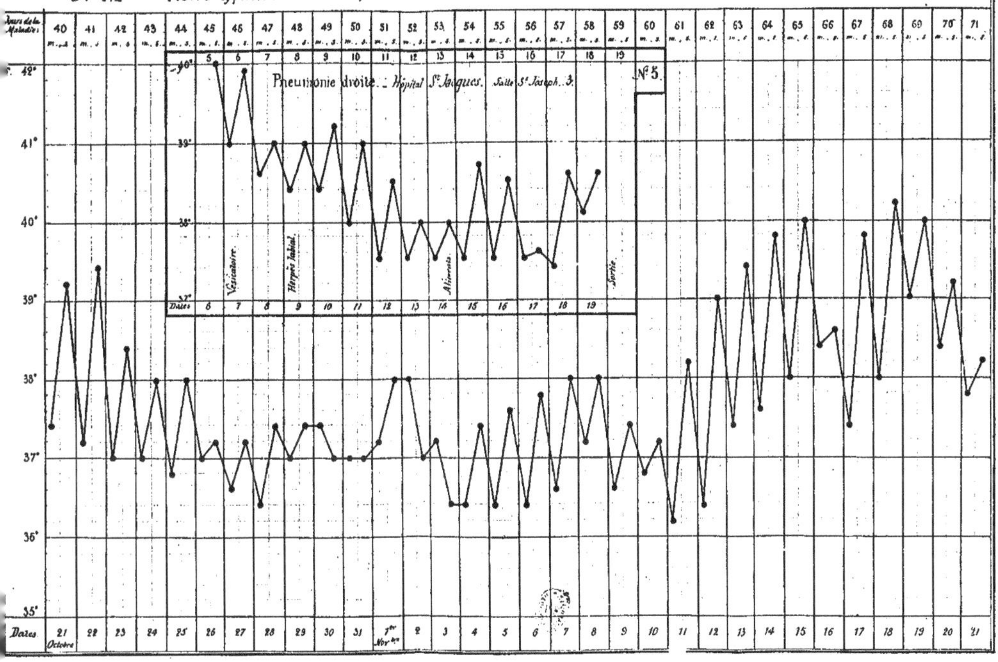

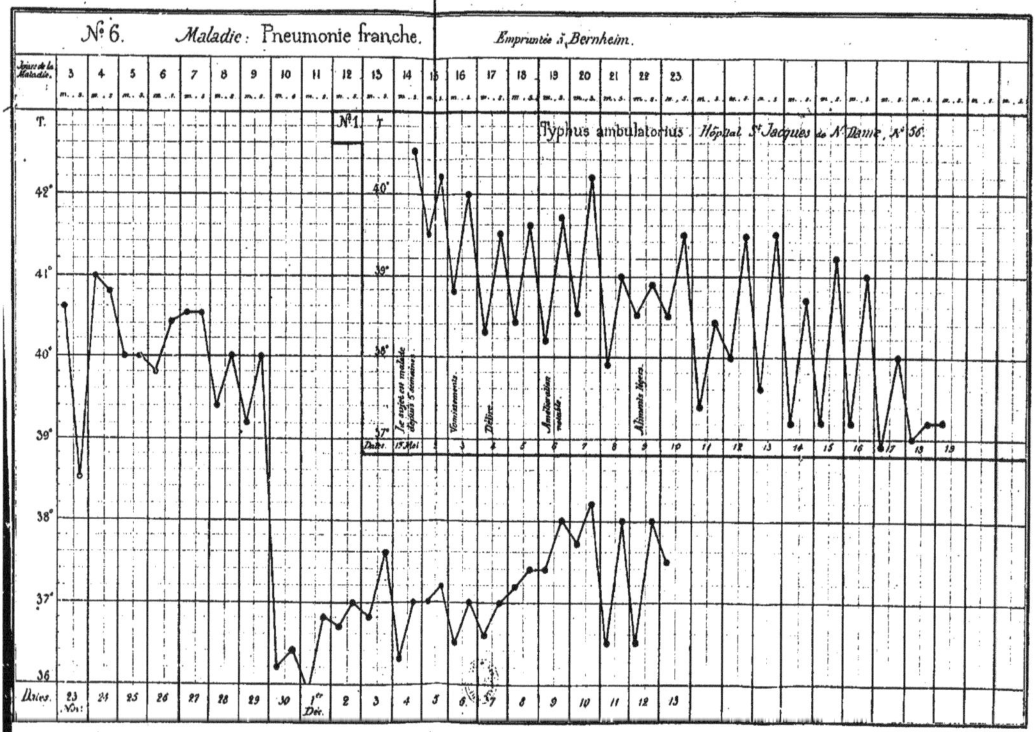

N° 6. *Maladie* : Pneumonie franche. *Empruntée à Bernheim.*

Jours de la Maladie : 3 4 5 6 7 8 9 10 11 12 13 14 15 16 17 18 19 20 21 22 23

T. 42° 41° 40° 39° 38° 37° 36

Dates : 23 Nov. 24 25 26 27 28 29 30 1er Déc. 2 3 4 5 6 7 8 9 10 11 12 13

N° 1. Typhus ambulatorius. *Hôpital St Jacques de N. Dame, N° 56.*

40° 39° 38° 37°

Le sujet est malade depuis 5 semaines.

Vomissements.

Délire.

Amélioration notable.

Aliments légers.

Dates. 1er Mai 2 3 4 5 6 7 8 9 10 11 12 13 14 15 16 17 18 19